運動・からだ図解

新版

解剖学の基本

オールカラー

杏林大学教授
松村讓兒 (監修)

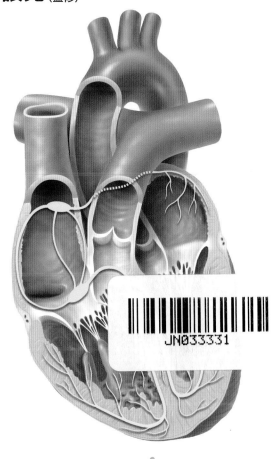

JN033331

マイナビ

はじめに

　人体はさまざまなパーツで構成されています。小さな細胞にも、それを形づくる小器官にも、固有の名称と役割があり、その一つひとつについて解説しようとすれば、それこそ、大百科事典並みに分厚くなってしまいます。解剖学の知識が求められる資格はいくつかありますが、知っておくべき"必須事項"は、おおむね共通しています。医療やスポーツ関連の仕事に従事する人やそれを目指す人にとって必要なのは、人体の構造を隅々まで知ることではなく、「知らなければならないこと」をきっちりと押さえておくことです。細かい項目の暗記に時間を取られるくらいなら、その分をほかの勉強時間に充てた方が賢明でしょう。

　こうした背景から、本書はできるだけ効率よく解剖学の概要をつかむことを目的に編集されました。本書で扱っていることは、医療やスポーツ及びその周辺領域の資格を取得するために「これだけは知っておいてほしい事柄」として厳選した"基本中の基本"ばかりです。まず本書で解剖学の基本を押さえ、必要に応じてさらに深く学んでいく、という手順で進めるのが効果的な勉強法といえるでしょう。

　また、近年は健康志向が高まり、解剖学の知識が一般の人からも求められるようになりました。市民スポーツでも、トレーニングなどに解剖学の知識を役立てている例が、少なからず見聞されます。そのため本書は、読みやすさも意識して構成しました。豊富な図解に加え、さまざまな話題をコラムとして盛り込んだので、興味深く読んでいただけると思います。

　本書が医療やスポーツ及びその関連領域の資格取得を目指す皆さん、スポーツを愛好する皆さん、自身の健康に気を配る皆さんに役立つことを願ってやみません。

松村讓兒

目次

 1章 解剖学と人体の基本……9

 2章 骨格系……33

3章

筋系……55

 4章

消化器系……79

5章

呼吸器系……101

 6章

循環器系……123

7章　泌尿器系・生殖器系……149

 8章　脳と神経系……175

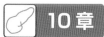

本書の使い方

ポイント
ここで学習する内容のポイントをまとめています。

試験に出る語句
解剖学を必要とする各種資格試験の出題率が高い語句をピックアップしています。

キーワード
本文の中で重要な用語や難しい用語を解説しています。

メモ
本文の用語をさらに詳しく解説しています。

2種類のコラム

COLUMN
学習する内容の付随情報を紹介し、より深い本文の理解を促します。

Athletics Column
解剖学の中でも運動に関する知識を掘り下げて紹介しています。

神経組織

ポイント
- 神経組織は中枢神経や末梢神経を構成する組織である。
- 神経組織の基本構造は神経細胞と支持細胞から成る。
- 支持細胞は神経膠細胞とシュワン細胞に大きく分けられる。

神経を形成している特殊な組織

神経組織は文字通り神経を構成している組織ですが、形態と機能が異なる細胞の組み合わせでできているところが、ほかの組織と大きく違う点です。基本的に神経細胞と支持細胞で単位をつくり、これが連結して組織を形成しています。

神経細胞はニューロン（神経元）とも呼ばれ、木の枝のような樹状突起と、ほかの神経細胞と連結する細長い軸索突起を持っています。樹状突起を通して神経細胞が受け取った刺激の情報は、軸索突起を通じてほかの神経細胞に伝えられます。ほかの神経細胞との連結部はシナプスといいます。

支持細胞は神経細胞の機能を補定している付属細胞で、中枢神経では神経膠細胞（グリア細胞）、末梢神経では軸索突起を囲むシュワン細胞が該当します。中枢神経の神経膠細胞はさらに、血管に連結して神経細胞に栄養を供給している星状膠細胞、軸索突起を囲む希突起膠細胞、異物を食べて神経組織を守る小膠細胞に分けられます。脳室や脊髄中心管の内面を覆う上衣細胞も神経膠細胞の一種です。

軸索突起を囲む構造（中枢神経は希突起膠細胞、末梢神経はシュワン細胞がこれを形成）は髄鞘と呼ばれます。

試験に出る語句

神経膠細胞とシュワン細胞
神経細胞の機能を補う支持細胞は、中枢神経では神経膠細胞に該当し、星状膠細胞、希突起膠細胞、小膠細胞に分けられる。末梢神経ではシュワン細胞が該当する。

キーワード

樹状突起
受け取った刺激を神経細胞に伝える、技分かれした突起状構造。

軸索突起
刺激の情報を他の神経細胞に伝え、細長い突起状構造。

メモ

神経細胞の形態
神経細胞は神経組織の主で、ニューロンあるいは神経元とも呼ばれている。技分かれした樹状突起と、細長い軸索突起からなる。

COLUMN
ゴルジとカハール
19世紀末、神経組織の網目構造は知られていましたが、細胞がどうなっているかは不明でした。イタリアのゴルジは「多数の細胞が融合した合胞体」の説を唱えましたが、スペインのカハールは「複数の細胞が連結したもの」とする「ニューロン説」を主張。当時はどちらが正しい判断する術がなく、2人は同時にノーベル生理学・医学賞を受賞しました（1906年）。後に電子顕微鏡が登場すると、ニューロン説が正しいと判明しました。

26

カラー図解イラスト
人体の部位や仕組みをリアルで緻密なイラストで解説しています。

部位の解説
イラストで示した部位をより詳しく解説しています。

イラスト解説
人体の部位や仕組みをクローズアップし、より詳しく解説しています。

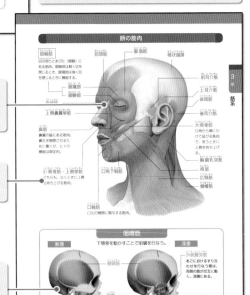

8

1章

解剖学と
人体の基本

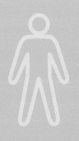

解剖学と
人体の基本

解剖学の概要

ポイント

●解剖学とは、生物体の構造を研究する学問のこと。
●近代解剖学の創始者は、ルネサンス期の医学者・ヴェサリウス。
●日本における初の解剖学書は、杉田玄白らの「解体新書」。

解剖学は人体の"つくり"を考察する学問

　解剖学は生物の形態や内部構造を考察する学問です。漢字の「解」と「剖」は、共に「切り分ける」という意味で、英語で解剖学を表す Anatomy（アナトミー）も、同様に「切り刻む」という意味の古代ギリシャ語が語源です。解剖学の対象は、広い意味では生物全般に及びますが、医学や生理学、その周辺領域においては、もちろん人体に限定されます。

　解剖学は、アプローチの仕方により2つに大別されます。マクロ的視点から考察する肉眼解剖学とミクロ的視点から考察する顕微解剖学です。前者は肉眼及び拡大鏡を使って確認できる範囲、後者はそれより小さい範囲が対象です。

近代解剖学の始祖はヴェサリウス

　人体の内部に初めて知的関心を向けたのは、古代ギリシャ人でした。"医学の父"と称えられるヒポクラテスの著とされる解剖学書も伝わっていますが、彼が実際に人体解剖を行なった確証はありません。初めて医学的な解剖を行なったのはヘロフィロスとされます。欧州ではキリスト教が広まる以前から人体が神聖視され、解剖はタブーでした。ルネサンス期になると人体内部に関心が向けられ、ダ・ヴィンチらは芸術的観点から解剖を行ないました。そして1543年、医学者ヴェサリウスが初の本格的な解剖学書『ファブリカ』を出版。これが近代解剖学の創始とされます。

　日本における解剖学の起源は、よく知られているように、杉田玄白、前野良沢らによる刑死者の解剖実見（1771年）と、解剖学書『解体新書』の出版（1774年）とされます。

キーワード

ヒポクラテス
B.C.（紀元前）460年ごろ～B.C.370年ごろ。古代ギリシャの医学者。"医学の父"と称えられるが、当時ギリシャでは人体解剖が許されなかった。

ヘロフィロス
B.C.335～B.C.280年。古代ギリシャの医学者。数多くの人体解剖を行なったとされる。

レオナルド・ダ・ヴィンチ
1452～1519年。イタリアの芸術家。人体を美術的観点から探究するために人体解剖に携わり、詳細な解剖図を作成した。

ヴェサリウス
1514～1564年。ベルギー出身の医学者。イタリアのパドヴァ大学教授。人体解剖を多く行ない、古くから信じられてきた人体構造の誤りを証明。

杉田玄白
1733～1817年。福井県出身の蘭方医。『解体新書』の翻訳プロジェクトでリーダー的な役割を担った。

前野良沢
1723～1803年。大分県出身の蘭方医。『解体新書』の翻訳実務で中心的役割を果たす。

解剖学の歩み

ルネサンス期にヴェサリウスにより創始されたといわれる近代解剖学。日本においては杉田玄白や前野良沢らによる『解体新書』が起源とされています。

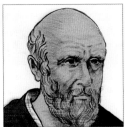

● B.C.460 年ごろ～B.C.370 年ごろ
"医学の父" と称えられる
ヒポクラテス

● B.C.335 ～ B.C.280 年
人類初の医学的解剖を実施
ヘロフィロス

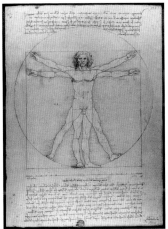

● 1452 ～ 1519 年
人体に芸術美を探究
レオナルド・ダ・ヴィンチ

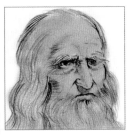

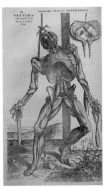

● 1514 ～ 1564 年
解剖学書を出版
ヴェサリウス

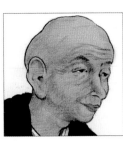

● 1733 ～ 1817 年
杉田玄白

● 1723 ～ 1803 年
前野良沢

『解体新書』 を翻訳

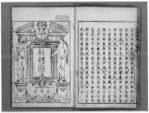

人体の区分

●人体は大きく頭頸部、体幹、上肢、下肢の４つに分けられる。
●体幹はさらに胸部（背部）と腹部（腰部）に大別される。
●解剖学では"基本的な姿勢"があり、これを解剖学的正位と呼ぶ。

人体は大きく４つの部分に分けられる

　解剖学では、人体を頭頸部、体幹、上肢、下肢の４つの部分に分けています。頭頸部は頸（首）から上の部分、体幹は首より下の部分を指します。体幹はさらに胸部と腹部に分けられることから胸腹部とも呼ばれます。ただし、正確には胸部、腹部は体の前面についての呼び方で、背面については背部、腰部といいます。胸部（背部）と腹部（腰部）の境界は、体表では胸郭の最下部（肋骨弓）とされていますが、体内では横隔膜が境界になります。また、体内の骨盤がある部分を、特に骨盤部と呼ぶこともあります。

　上肢は体幹から出ている左右の腕や手、下肢は左右の脚や足で、合わせて体肢ということもあります。上肢はさらに肩、肘、指などに、下肢は大腿、膝、下腿（脛）などに細かく分けられます。尻（殿部）は下肢に入ります。

　人体はさまざまな姿勢を取ることができますが、解剖学では「手掌（手の平）を前に向けた直立位」を基本としており、これを解剖学的正位と呼びます。これに基づいて、前、後、上、下などの方向や正中面（正中矢状面）、前頭面（冠状面）、水平面（横断面）といった断面が呼称されます。

解剖学的正位
手の平を前に向けて直立した姿勢。解剖学の基本体勢。

頭頸部
頸（首）と頭の部分。

体幹
頸（首）より下の部分。さらに前面は胸部と腹部、背面は背部と腰部に分けられる。胸腹部ともいう。

上肢と下肢
腕と手から成る部分が上肢、脚（殿部から足首）と足から成るのが下肢。上肢と下肢を合わせて体肢とも呼ぶ。

COLUMN

矢状面の語源

　人体を左右に分けたときの断面を矢状面といいます（「やじょうめん」と誤読しやすいので要注意）。英語では「sagittal plane」といいますが、これはラテン語で「矢」を意味する「sagitta」に由来しています。弓で矢を射るとき、引いた弦が、ちょうど顔を左右に分ける正中線を描くことから、こう呼ばれるようになったといわれます。ちなみに、星座の「射手座」は「Sagittarius」（矢を射る人）といいます。

1 章

解剖学と人体の基本

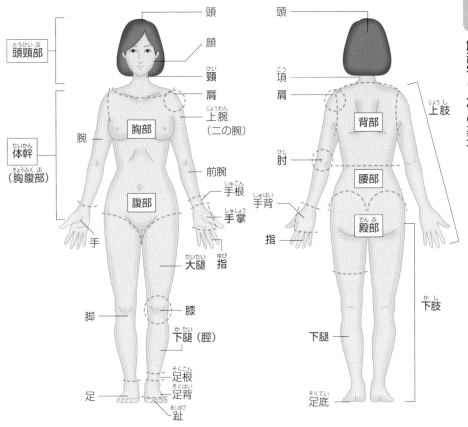

- 頭
- 顔
- 頸（けい）
- 肩
- 上腕（じょうわん）（二の腕）
- 前腕
- 手根（しゅこん）
- 手掌（しゅしょう）
- 指（ゆび）
- 大腿（だいたい）
- 膝
- 下腿（かたい）（脛）
- 足根（そくこん）
- 足背（そくはい）
- 趾（あしゆび）

頭頸部（とうけいぶ）
体幹（たいかん）（胸腹部）（きょうふくぶ）
胸部
腹部
腕
手
脚
足

- 頭
- 項（こう）
- 肩
- 背部
- 上肢（じょうし）
- 肘（ひじ）
- 腰部
- 手背（しゅはい）
- 殿部（でんぶ）
- 指
- 下肢（かし）
- 下腿
- 足底（そくてい）

断面の名称

正中面（矢状面）とは、人体を正中線に沿って縦に切ったときの断面。前頭面（冠状面）とは、正中面と直交するように縦切りにしたときの断面。水平面（横断面）とは、人体を水平方向に輪切りにしたときの断面をそれぞれ指す。

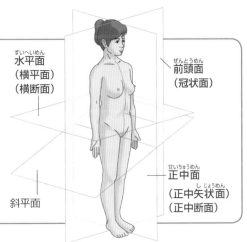

- 水平面（すいへいめん）（横平面）（横断面）
- 前頭面（ぜんとうめん）（冠状面）
- 正中面（せいちゅうめん）（正中矢状面）（正中断面）
- 斜平面

13

細胞の種類

ポイント
- ●細胞は生物体の基本単位。ヒトでは約200種類・37兆個もある。
- ●細胞は大きく体細胞と生殖細胞に分けられる。
- ●同種の細胞が集合して組織を成し、各器官を構成する単位となる。

細胞は大きく2つのグループに分けられる

　生物の体を構成する最小単位が**細胞**です。体が1つの細胞からできている生物が**単細胞生物**、複数の細胞から成る生物が**多細胞生物**です。もちろん、ヒトは多細胞生物です。多細胞生物の体を構成する細胞の形態や機能はさまざまで、ヒトの場合、約200種類・37兆個に及びます。

　多種多様な細胞も、基本的な性質からは2つのグループに大別されます。1つは**体細胞**で、体を構成する細胞全般がこれに当たります。皮膚の細胞と脳の細胞は、姿や働きが異なりますが、体をつくっているという点では、同じ体細胞に分類されるわけです。一方、その個体が持つ性質（遺伝情報）を次世代に伝える役割を専門的に担っているのが**生殖細胞**です。精子と卵子がこれに当たります。

　体細胞は単独で機能することはなく、同じ性質の細胞で集合体をつくって働きます。この集合体を**組織**といい、性質と機能から**上皮組織、筋組織、支持組織、神経組織**の4種に分類されます。これらの組織がいくつか組み合わさることで、ある特定の機能を持ったパーツが形成されます。これを**器官**と呼びます。

🔒 **キーワード**

細胞
生物体を構成する最小単位。細胞核や原形質などから成る（P.16参照）。

体細胞
身体を構成する細胞。分化した細胞と幹細胞がある（P.18参照）。

生殖細胞
遺伝情報の伝達を目的とする細胞。精子や卵子（配偶子、胚細胞ともいう）のこと。

組織
同じ性質を持った細胞の集合体。身体各部の構成要素。上皮組織、筋組織、支持組織、神経組織に分けられる。

器官
細胞組織から成る、体の構成要素。特定の機能を持つ。

COLUMN　　**細胞を発見したのは誰？**

　英語の「cell（細胞）」は、もとは「小部屋」の意です。それを17世紀のイギリスの科学者、ロバート・フックが細胞の意として命名しました。彼は一般に"細胞の発見者"とされていますが、彼が顕微鏡で確認したのはコルク片の格子状構造なので、厳密な意味では「細胞の発見者」とはいえないかもしれません。動物の組織も細胞からできていることを確認したのは、同時代のイタリアの科学者、マルチェロ・マルピーギだといわれています。

さまざまな細胞

ヒトの体を構成する細胞は大きく分けて、体細胞と生殖細胞があります。細胞はそれぞれ、形態や機能が異なります。

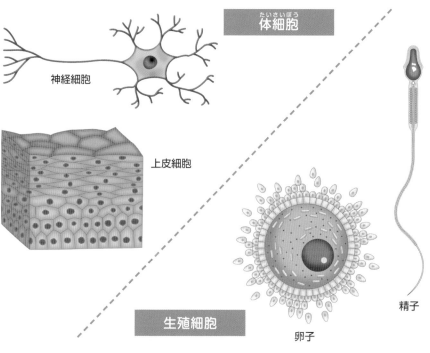

たいさいぼう
体細胞

神経細胞

上皮細胞

生殖細胞

精子

卵子

細胞から器官へ

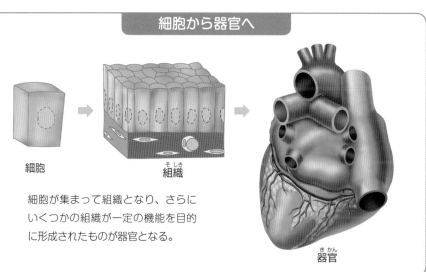

細胞

そ しき
組織

細胞が集まって組織となり、さらに
いくつかの組織が一定の機能を目的
に形成されたものが器官となる。

き かん
器官

解剖学と
人体の基本

細胞の構造

ポイント
- ●細胞は主に細胞核と細胞質から成る。
- ●細胞核の中には染色体があり、ここに遺伝子が格納されている。
- ●細胞質はさまざまな機能を持った小器官で構成されている。

細胞はたんぱく質とエネルギーを産出する

　細胞の形態は多様ですが、どれも基本の構造は変わりません。大きな構成要素は**細胞核**と**細胞質**です。細胞核は細胞のほぼ中央にある塊状の要素で、**染色体**（せんしょくたい）を含んでいます。染色体には、体を構成するたんぱく質を合成するための情報が書き込まれた**遺伝子**が格納されています。その本体はデオキシリボ核酸という物質で、英語の頭文字から**DNA**と呼ばれます。DNA は糖とリン酸の２本柱に４種類の塩基（アデニン、グアニン、シトシン、チミン）が対になって結合した二重らせん構造を成し、その配列の違いがたんぱく質の"複製指示書"、つまり遺伝情報になっています。

　ＤＮＡの情報に基づいてたんぱく質を合成するのが細胞質で、**原形質**と呼ばれるコロイド状の部分と、いくつかの**細胞小器官**からできています。それぞれの細胞小器官は専門的な役割を担っており、例えば、ミトコンドリアは、糖からエネルギーの源泉であるアデノシン三リン酸（ＡＴＰ）を生成しています。また、たんぱく質の合成に関与しているのは**粗面小胞体**（そめんしょうほうたい）やリボソーム、たんぱく質と糖から分泌物を生成しているのはゴルジ体（ゴルジ装置）です。

 キーワード

細胞核
細胞のほぼ中央に位置する塊状の部分。内部に染色体を含んでいる。

染色体
細胞核内にあり、遺伝情報が書き込まれた遺伝子を格納している「クロマチン（染色質）」が分裂時に見えるようになったもの。

DNA
遺伝子を構成している物質。デオキシリボ核酸（deoxy-ribonucleic acid）の略称。

細胞質
細胞内で細胞核以外を占める部分。原形質と細胞小器官から成る。

COLUMN　　**ミトコンドリアは想像力を喚起する**

　細胞小器官の一つであるミトコンドリアは、薬剤師でもある作家、瀬名秀明の小説『パラサイト・イヴ』（新潮社刊）で一躍有名になりました。染色体とは異なるＤＮＡを持つことが想像力をかき立てたようです。また、ミトコンドリアのＤＮＡは母親から受け継がれることから、現存人類の女系祖先をさかのぼると、約 20 万年前にアフリカにいた１人の女性にたどり着くという「ミトコンドリア・イブ説」もあります。

細胞の基本構造

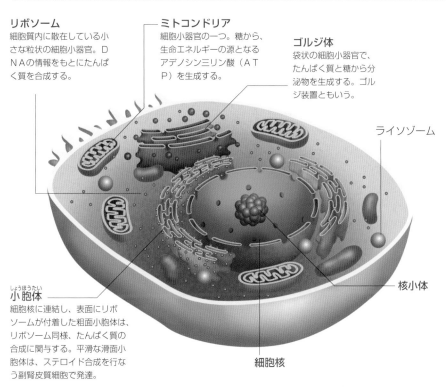

リボソーム
細胞質内に散在している小さな粒状の細胞小器官。DNAの情報をもとにたんぱく質を合成する。

ミトコンドリア
細胞小器官の一つ。糖から、生命エネルギーの源となるアデノシン三リン酸（ATP）を生成する。

ゴルジ体
袋状の細胞小器官で、たんぱく質と糖から分泌物を生成する。ゴルジ装置ともいう。

ライソゾーム

核小体

小胞体（しょうほうたい）
細胞核に連結し、表面にリボソームが付着した粗面小胞体は、リボソーム同様、たんぱく質の合成に関する。平滑な滑面小胞体は、ステロイド合成を行なう副腎皮質細胞で発達。

細胞核

DNA 二重らせんと染色体

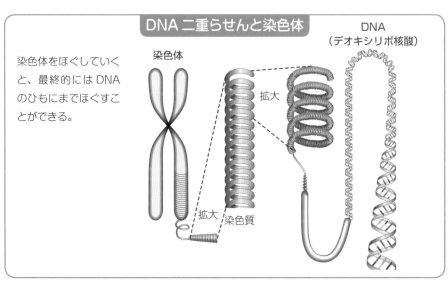

染色体をほぐしていくと、最終的には DNAのひもにまでほぐすことができる。

染色体

拡大

拡大　**染色質**

拡大

DNA（デオキシリボ核酸）

解剖学と人体の基本 細胞分裂

ポイント
- ●細胞は1つが2つに分裂することで増えていく。
- ●体細胞は、各組織特有の機能を持つまで分化している。
- ●分化する以前の細胞を幹細胞という。

1個から分裂を繰り返して37兆個に増える

　細胞は1つが2つに分裂し、倍々で増えていきます。成人で約60兆個もあるヒトの体の細胞も、元は1個の受精卵です。**体細胞分裂**は、いわば細胞の複製なので、分裂してできた細胞（**娘細胞**）の形態や構造、性質は、基本的に元の細胞（**母細胞**）と変わりません。細胞核に含まれている染色体の数も同じです（ヒトは**常染色体**44本と**性染色体**2本の計46本）。ところが生殖細胞が生成される場合は、母細胞の半数の染色体しか受け継がれません（**減数分裂**）。精子と卵子が結合（受精）することで、染色体の数がそろうとともに、親双方の形質が子に受け継がれるわけです。

　受精卵は何度も分裂して細胞の数を増やしていきますが、その過程で、皮膚の細胞に、あるいは神経細胞に……といったように特定の機能を持った細胞へと変化していきます。これが**分化**です。分化する前の細胞（どんな細胞にもなり得る細胞）は**幹細胞**といいます。分化した体細胞は、分裂を繰り返す過程で、染色体内にある**テロメア**という構造が次第に短くなり、老化していきます。しかし、幹細胞はこれが起こらず、何度でも分裂を繰り返すことができます。

試験に出る語句

テロメア
染色体の末端を保護している突起状構造。「末端小粒」とも。体細胞では分裂するごとに短縮化し、一定以上に短くなると、それ以上は分裂しなくなる（細胞の老化）。

キーワード

体細胞分裂
1つの細胞が2つに分裂する増殖。母細胞と娘細胞の形質は変わらない。

減数分裂
生殖細胞が生成される細胞分裂。母細胞から2段階を経て分裂するが、その過程で、染色体の数は母細胞の半分に減少する。

性染色体
性差を規定する1対2本の染色体。X染色体とY染色体の2種類がある。男性はXとYの対、女性はX2本の対。

COLUMN iPS細胞とES細胞

　夢の再生医療を目指し、幹細胞を人工的につくる研究が各国で進められています。実用化されれば、重大な損傷を受けた器官を復活させることができるかもしれません。2012年のノーベル生理学・医学賞を受賞した山中伸弥・京都大学教授が開発した「iPS細胞」は、皮膚細胞に特定の遺伝子を組み込んで幹細胞化する技術で「人工多能性幹細胞」と訳されます。同様の技術としては、受精卵からつくる「ES細胞」（胚性幹細胞）もあります。

細胞分裂の流れ

細胞分裂の過程は「前期」「中期」「後期」「終期」に分けられます。分裂した娘細胞は、やがて母細胞となって次の分裂を始めます。このサイクルを「細胞周期」といいます。

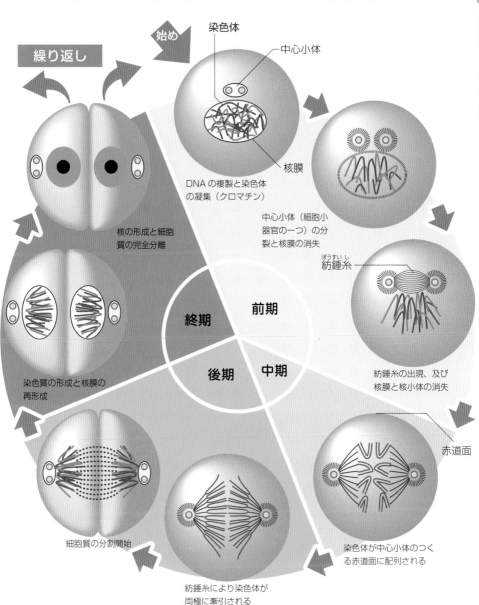

始め

繰り返し

染色体
中心小体
核膜

DNA の複製と染色体の凝集（クロマチン）

中心小体（細胞小器官の一つ）の分裂と核膜の消失

紡錘糸

紡錘糸の出現、及び核膜と核小体の消失

赤道面

核の形成と細胞質の完全分離

終期　前期

後期　中期

染色質の形成と核膜の再形成

細胞質の分割開始

紡錘糸により染色体が両極に牽引される

染色体が中心小体のつくる赤道面に配列される

19

解剖学と
人体の基本

上皮組織

ポイント
- ●体及び器官の表面や内面を覆っている組織を上皮組織という。
- ●上皮組織は単層上皮と重層上皮に大別される。
- ●組織を構成する細胞の形状や、毛の有無に基づく分類もある。

上皮組織とは表面を覆っている組織のこと

体の外部・内部を問わず、表面を覆っている組織を上皮組織といいます。ただ、一口に「体の表面」といっても、皮膚と粘膜では違うことからも分かる通り、上皮組織はいくつかの種類に分類されます。

まず、組織を構成する細胞が層を成しているかどうかで、単層上皮と重層上皮に大別されます。前者は細胞が1層しかない組織、後者は細胞が何層にも重なっている組織です。さらに、細胞の形でも分類されます。単層上皮では、板状の細胞から成る単層扁平上皮、立方体に近い細胞から成る単層立方上皮、円柱状の細胞が並んだ単層円柱上皮、高さの異なる細胞が並んだ多列上皮があります。重層上皮は、上層の細胞の形状により重層扁平上皮（板状の細胞が並ぶ）と重層円柱上皮（円柱状の細胞が並ぶ）があります。また、細胞が伸縮して高さが変化する移行上皮や、表面に細かな毛があるものを指す線毛上皮という分類もあります。

汗やホルモンなど分泌物を出す腺があるのも上皮組織の特徴です。また、上皮組織の下には支持組織がありますが、その境界は基底膜によって明確に区切られています。

 試験に出る語句

多列線毛上皮
気管や卵管の粘膜上皮は、何かを運ぶための線毛を持ち「多列線毛上皮」と呼ばれる。

 キーワード

単層扁平上皮
板状の細胞が連なった単層上皮。

単層立方上皮
立方体に近い形状の細胞が連なった単層上皮。

単層円柱上皮
円柱状の細胞が連なった単層上皮。

重層扁平上皮
上層が板状の細胞から成る重層上皮。

重層円柱上皮
上層が円柱状の細胞から成る重層上皮。

COLUMN

上皮組織に必要なビタミン

上皮組織の必須栄養素としては、ビタミンAが筆頭に挙げられます。組織全般に有用ですが、特に皮膚や粘膜といった上皮組織の形成・保持に欠かせません。欠乏した場合に最も大きなダメージを受けるのは角膜や網膜で、最悪の場合、失明に至る場合もあります。ビタミンB₂も、皮膚や粘膜の保護に関与していることが知られています。典型的な欠乏症は口内炎や口角炎、舌炎、皮膚炎で、治療薬としてビタミンB₂製剤が用いられます。

上皮組織の構造

上皮組織は体の部位によって、その形状や性質が異なっています。大きくは単層上皮と重層上皮があり、さらに形成している細胞の形状によって種類が分けられます。

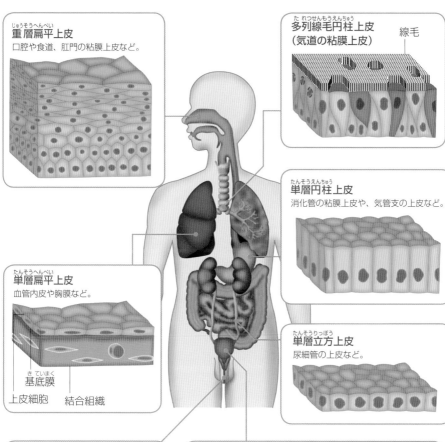

重層扁平上皮（じゅうそうへんぺい）
口腔や食道、肛門の粘膜上皮など。

多列線毛円柱上皮（たれつせんもうえんちゅう）
（気道の粘膜上皮）　線毛

単層円柱上皮（たんそうえんちゅう）
消化管の粘膜上皮や、気管支の上皮など。

単層扁平上皮（たんそうへんぺい）
血管内皮や胸膜など。

基底膜（きていまく）

上皮細胞　　結合組織

単層立方上皮（たんそうりっぽう）
尿細管の上皮など。

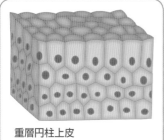

重層円柱上皮
眼瞼（がんけん）結膜や尿道の上皮など。

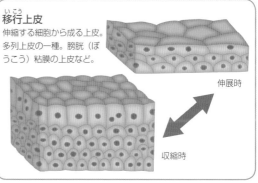

移行上皮（いこう）
伸縮する細胞から成る上皮。多列上皮の一種。膀胱（ぼうこう）粘膜の上皮など。

伸展時

収縮時

筋組織

● 筋組織は、収縮性のある筋細胞（筋線維）からできている。
● 筋組織は形態から横紋筋と平滑筋に大別される。
● 筋組織は機能面からは随意筋と不随意筋に大別される。

伸び縮みする細胞からできている筋組織

　筋組織は、文字通り筋肉をつくっている組織です。組織を構成しているのは、伸縮性を持った筋細胞で、その細長い形状から筋線維とも呼ばれます。伸縮性の源はアクチンとミオシンというたんぱく質で、これはほとんどの細胞に含まれていますが、筋細胞には特に多く含まれています。

　筋組織は形態から横紋筋と平滑筋に大別されます。前者は縞模様（横紋）があるもの、後者はそれ以外のものをいいます。横紋筋の縞模様は、アクチンとミオシンから成る筋原線維が規則的に並んだもので、細胞の境を越えて並列しています。このため、横紋筋の筋細胞は境界がなく、長大な細胞質の中に複数の核が存在する合胞体になっています。

　機能面では随意筋と不随意筋に大別されます。前者は自分の意思で動かすことができる筋組織（多くは体性運動神経に支配される）、後者は意思では動かせない筋組織（自律神経に支配される）です。上肢や下肢などの骨格筋は横紋筋で随意筋、内臓の筋はほとんどが平滑筋で不随意筋です。

　心臓の筋肉（心筋）は横紋筋で不随意筋です。同時に伸縮するため、筋細胞同士は介在板で連結されています。

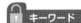

合胞体
複数の細胞が融合し、1つの細胞質に複数の細胞核が存在する状態になった細胞。

横紋筋
縞模様（横紋）が視認される筋組織のこと。筋細胞は細長くつながっており、境界がない。骨格筋や表情筋などが代表例。

動かせる筋肉・動かせない筋肉
随意筋は意思通りに動かすことができる筋組織である。運動神経に支配され、骨格筋が代表的な例。一方、不随意筋は自分の意思では動かせない筋組織。自律神経に支配され、代表的な例としては心筋がある。

Athletics Column

超回復理論は本当か？

　スポーツジムで筋力トレーニングの指導を受けると、必ずといっていいほど説明されるのが「超回復理論」です。「筋線維は大きな負荷が加わると損傷し、筋力は一時的に低下するが、同等の負荷を再び受けても対応できるよう、48～96時間かけて以前を上回るレベルまで回復する。このため筋肉は肥大し、筋力がアップする」というものです。しかし、この理論を裏付ける生理学的な研究報告は存在せず、いまだ仮説の域を出ていません。

筋組織の構造

心筋と骨格筋は、共に横紋筋に分類される。ただし、心筋は不随意筋、骨格筋は随意筋である。

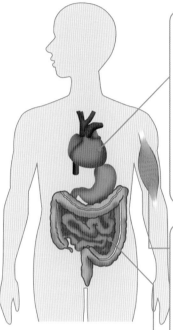

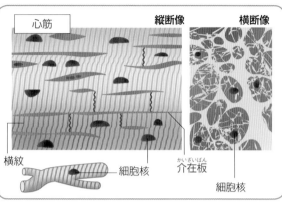

心筋　縦断像　横断像

横紋　細胞核　介在板(かいざいばん)　細胞核

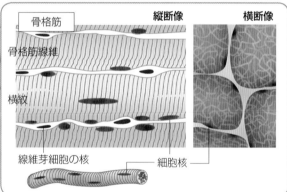

骨格筋　縦断像　横断像

骨格筋線維　横紋　線維芽細胞の核　細胞核

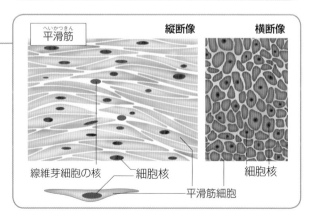

平滑筋(へいかつきん)　縦断像　横断像

線維芽細胞の核　細胞核　平滑筋細胞　細胞核

⚠ ワンポイント

心筋
横紋筋から成るが、すべての筋細胞が同時に伸縮する必要があるため、筋細胞同士は介在板で連結されている。

骨格筋
基本的には関節に付属する筋肉を指すが、皮膚に付属する表情筋や咀嚼筋なども含まれる。横紋筋。

平滑筋
内臓や血管壁などを形成する筋肉で、紡錘形をした筋細胞の集合体。横紋筋のような模様は見られない。

支持組織（結合組織）

ポイント
- ●支持組織は、ほかの組織や器官を連結している組織（広義の結合組織）。
- ●結合組織、骨組織、軟骨組織、血液・リンパに大きく分類される。
- ●結合組織は、線維の割合などに基づき、さらに複数種に分けられる。

全身を支える、最も多く存在する組織

　支持組織は、骨格とともに体全体を支えている組織です（注：ほかの組織や器官の間を連結させることから結合組織と呼ぶこともありますが、本書では後述する狭義の結合組織と区別するため「支持組織」を用います）。全身で最も多量に存在する組織で、豊富な細胞間質と線維を含みます。支持組織の性状を決めるのは細胞間質の物理的性質で、これに基づき4種に分類されます。結合組織（狭義）、骨組織（細胞間質の主成分がハイドロキシアパタイト）、軟骨組織（細胞間質はゲル状の軟骨基質）、血液・リンパ（細胞間質が液体）です。ここでは結合組織について詳述します。

結合組織は線維の割合で2種類に大別

　結合組織は、線維の含有量によって疎性結合組織と密性結合組織に分けられます。疎性結合組織は細胞間質の割合が多い組織で、線維はまばらにしか存在しません。皮下組織が代表例で、細胞間質には体液が貯留されます。脂肪細胞が集まった疎性結合組織は、特に脂肪組織と呼ばれます。
　密性結合組織は、繊維の割合が多い組織です。腱や靱帯、筋膜、脳を包む硬膜などの組織がこれで、コラーゲンを主成分とした膠原線維（コラーゲン線維）が密集しています。
　しなやかさが求められる大動脈壁などの組織には、より強い弾力性を持つ弾性線維が多く含まれます（この組織を特に弾性組織と呼びます）。また、リンパ節や骨髄などの組織は線維が細かな網状を成し（細網線維）、その中に細胞が格納される構造になっています（細網組織）。

試験に出る語句

細胞間質
細胞の外側を埋める部分で、細胞外基質、細胞外マトリックスとも呼ばれる。血漿、骨基質、軟骨基質、線維成分の素であるフィブリノーゲンも細胞間質に含まれる。

キーワード

線維
たんぱく質（主にコラーゲン）を主成分とする紐（ひも）状構造。

結合組織
広義では支持組織と同義。狭義では体内の組織や器官を連結する組織。

疎性結合組織
細胞間質の割合が線維より多い結合組織。皮下組織、粘膜下組織など。

密性結合組織
線維成分が密集している結合組織。腱や靱帯、胸膜など。

弾性組織
弾性線維を多く含む、弾力性に富んだ組織。大動脈壁など。

細網組織
線維が細かな網目構造を成す組織。リンパ節や骨髄など。

支持組織の分類

上皮組織と筋組織以外の組織が支持組織で、狭義の結合組織のほか、骨や軟骨の組織や、血液・リンパもこれに分類されます。結合組織は線維の組成割合によっても分類されます。

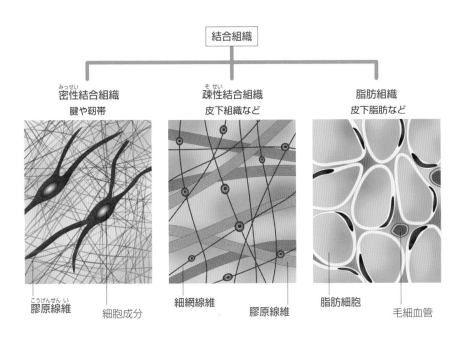

結合組織

密性結合組織
みっせい
腱や靭帯

こうげんせん い
膠原線維 ── 細胞成分

疎性結合組織
そ せい
皮下組織など

細網線維 ── 膠原線維

脂肪組織
皮下脂肪など

脂肪細胞 ── 毛細血管

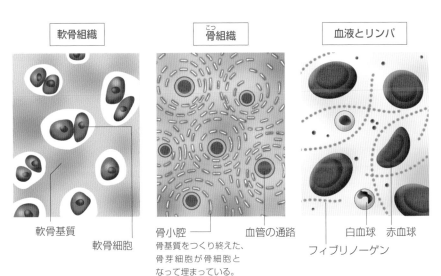

軟骨組織

軟骨基質 ── 軟骨細胞

骨組織
こつ

骨小腔 ── 血管の通路
骨基質をつくり終えた、
骨芽細胞が骨細胞と
なって埋まっている。

血液とリンパ

白血球　赤血球
フィブリノーゲン

神経組織

ポイント

- ●神経組織は中枢神経や末梢神経を構成する組織である。
- ●神経組織の基本構造は神経細胞と支持細胞から成る。
- ●支持細胞は神経膠細胞とシュワン細胞に大きく分けられる。

神経を形成している特殊な組織

　神経組織は文字通り神経を構成している組織ですが、形態と機能が異なる細胞の組み合わせでできているところが、ほかの組織と大きく違う点です。基本的に**神経細胞**と**支持細胞**で単位をつくり、これが連結して組織を形成しています。

　神経細胞はニューロン（**神経元**）とも呼ばれ、木の枝のような**樹状突起**と、ほかの神経細胞と連結する細長い**軸索突起**を持っています。樹状突起を通して神経細胞が受け取った刺激の情報は、軸索突起を通じてほかの神経細胞に伝えられます。ほかの神経細胞との連結部は**シナプス**といいます。

　支持細胞は神経細胞の機能を補完している付属細胞で、中枢神経では**神経膠細胞**（グリア細胞）、末梢神経では軸索突起を囲む**シュワン細胞**が該当します。中枢神経の神経膠細胞はさらに、血管に連結して神経細胞に栄養を供給している**星状膠細胞**、軸索突起を囲む**希突起膠細胞**、異物を食べて神経組織を守る**小膠細胞**に分けられます。脳室や脊髄中心管の内面を覆う**上衣細胞**も神経膠細胞の一種です。

　軸索突起を囲む構造（中枢神経は希突起膠細胞、末梢神経はシュワン細胞がこれを形成）は**髄鞘**と呼ばれます。

試験に出る語句

神経膠細胞とシュワン細胞
神経細胞の機能を補う支持細胞は、中枢神経では神経膠細胞に該当し、星状膠細胞、希突起膠細胞、小膠細胞に分けられる。末梢神経ではシュワン細胞が該当する。

キーワード

樹状突起
受け取った刺激を神経細胞に伝える、枝分かれした突起状構造。

軸索突起
刺激の情報を他の神経細胞に伝える、細長い突起状構造。

メモ

神経細胞の形態
神経細胞は神経組織の主体で、ニューロンあるいは神経元とも呼ばれている。枝分かれした樹状突起と、細長い軸索突起を持っている。

COLUMN

ゴルジとカハール

　19世紀末、神経組織の編み目構造は知られていましたが、細胞がどうなっているかは不明でした。イタリアのゴルジは「多数の細胞が融合した合胞体」との説を唱えましたが、スペインのカハールは「複数の細胞が連結したもの」とする「ニューロン説」を主張。当時はどちらが正しいか判断する術がなく、2人は同時にノーベル生理学・医学賞を受賞しました（1906年）。後に電子顕微鏡が登場すると、ニューロン説が正しいと判明しました。

神経組織の構造

神経組織は、中枢神経と末梢神経に分けられます。

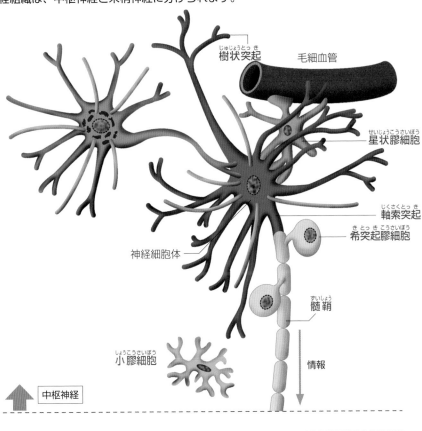

樹状突起（じゅじょうとっき）
毛細血管
星状膠細胞（せいじょうこうさいぼう）
軸索突起（じくさくとっき）
希突起膠細胞（きとっきこうさいぼう）
神経細胞体
髄鞘（ずいしょう）
情報
小膠細胞（しょうこうさいぼう）
中枢神経

末梢神経

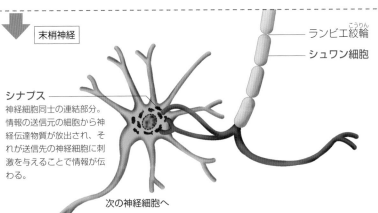

ランビエ絞輪（こうりん）
シュワン細胞

シナプス
神経細胞同士の連結部分。情報の送信元の細胞から神経伝達物質が放出され、それが送信先の神経細胞に刺激を与えることで情報が伝わる。

次の神経細胞へ

解剖学と
人体の基本 体液

- ●体液は、成人男性では体重の約60％、女性では約55％を占める。
- ●体液は細胞内液と、血漿と組織液から成る細胞外液に分けられる。
- ●体液のpHは7.35～7.45の間で維持されている。

ヒトは体重の60%が水でできている

　成人男性では体重の約60％が水分で、これを**体液**といいます。女性は**体脂肪率**が高いため、体重に占める体液の割合は少なく55％程度です。また小児は体重の70～80％、高齢者は50％程度が体液です。

　体液量は、飲食や体内の代謝による補給と、尿や便、汗や呼気からの**不感蒸泄**による喪失とでバランスが保たれています。

　体液は、**細胞内液**と**細胞外液**に大別されます。細胞内液とは60兆個ともいわれるすべての細胞の中にある水分で、体重の40％（体液の3分の2）を占めます。体重の20％（体液の3分の1）の細胞外液とは細胞の外にある水分で、血管内にある**血漿**と、細胞と細胞の間や組織の間を満たしている**組織液**などに分けることができます。

　血漿は細胞外液の25％（体重に対しては5％）、組織液は75％（体重に対しては15％）を占めます。したがって体重が60kgの場合、体液の総重量は約36kg、細胞内液は約24kg、血漿が約3kg、組織液が約9kgです。体液の成分は大半が水なので、キログラムはリットルに置き換えても問題ありません。

体液の成分と濃度

　体液は、水にカリウム、ナトリウム、カルシウムなどのミネラルや、たんぱく質などが溶けた液体です。ただし細胞内液と細胞外液とでは成分が異なります。特に違いが大きいのは**カリウムイオン**と**ナトリウムイオン**の濃度です。

組織液
間質液ともいう。血漿が血管外にしみ出たもので、成分は血漿とよく似ている。細胞と血管との間で酸素や栄養分、老廃物などをやり取りする際の仲介役となる。

血漿
血液から血球成分を除いたもの。この場合、リンパ管の中を流れるリンパ液もここに含んでいる。

不感蒸泄
皮膚から自然に蒸発したり、呼気に含まれる水蒸気によって体から水が失われること。

pH
体液のpHが正常範囲から酸性に傾くことをアシドーシス、アルカリ性に傾くことをアルカローシスという。アシドーシスはpHが7未満になったことをいうのではない。

血液の量はどれくらい？
血液は体重の8％ほどとされ、体重60kgの人ではおよそ5ℓである。血液の40％程度が血球成分であるから、残りの血漿が3ℓになる。

細胞内液にはカリウムが、細胞外液にはナトリウムが多くなっています。

　体液は**弱アルカリ性**で、pH7.35 ～ 7.45 の狭い範囲で維持されています。

体内の水分と区分

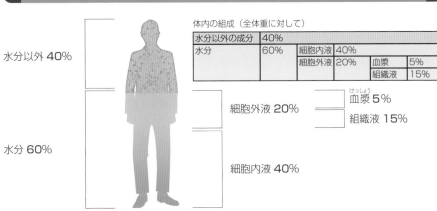

体内の組成（全体重に対して）

水分以外の成分	40%				
水分	60%	細胞内液	40%		
		細胞外液	20%	血漿	5%
				組織液	15%

水分以外 40%

水分 60%

細胞外液 20%

細胞内液 40%

血漿 5%

組織液 15%

年齢と性別によって異なる水分の比率

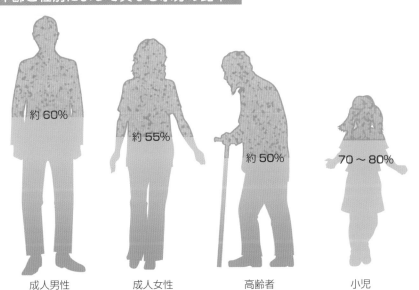

約 60%

約 55%

約 50%

70 ～ 80%

成人男性　　　　成人女性　　　　高齢者　　　　小児

解剖学と人体の基本

器官と器官系

ポイント

●組織が集合して特定の機能を発現している構造体を器官と呼ぶ。

●器官を構成する各組織は、役割を分担し、器官の機能を発現している。

●共通目的のために連携して機能する器官のグループを器官系と呼ぶ。

組織が集まって特定の機能を発現する

組織はいくつかの種類が組み合わさることで、特定の機能を有する構造である**器官**を形成しています。例えば、小腸は「食物を消化し、栄養分を吸収する」ために、上皮組織、結合組織、筋組織が結合してできた器官です。各組織が役割を分担して「消化と吸収」を実現しているのです。

それぞれの器官は独立した構造ですが、共通の目的のた

器官
組織が集合して特定の機能を発現させている構造体を指す。

器官系の分類（1）

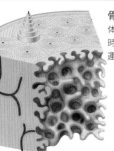

骨格系 P.33 参照
体の支柱になると同時に、器官の保護や運動に関与する。

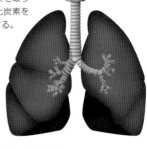

呼吸器系 P.101 参照
体外から酸素を取り入れ、二酸化炭素を体外に排出する。

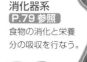

循環器系 P.123 参照
血液やリンパの循環に関与する。

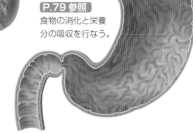

消化器系
P.79 参照
食物の消化と栄養分の吸収を行なう。

筋系 P.55 参照
骨格に付着し、収縮によって骨を動かす。

めに、互いに連携して機能します。このようなグループを**器官系**と呼びます。

　器官系は**運動系**（体の支持と運動に関与し、**骨格系**と**筋系**に分けられる）、**消化器系**（食物の消化と栄養分の吸収を行なう）、そして**呼吸器系**（外部からの酸素吸入と二酸化炭素排出を行なう）や**循環器系**（血液やリンパの循環に関与する）などがあります。そのほか、**泌尿器系**（血液中の老廃物の排出や血液成分の濃度調整を行なう）や**生殖器系**（生殖細胞を生成し、個体の繁殖に関与する）、**神経系**（刺激に対する認識や反応、器官の制御情報の伝達などに関与する）、**感覚器系**（外部からの刺激を受容し、脳へ情報を伝達する）、**内分泌系**（ホルモンを分泌して全身に送る）に分類されます。

メモ

機能によって分類される器官系
器官系とは共通する目的のために連携して機能する器官群のこと。例えば、小腸は単独で「消化と吸収」を行なっているのではなく、口や食道、胃、大腸などの器官と連携し、全体として「消化と吸収」という目的を達成している。

1章 解剖学と人体の基本

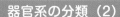

器官系の分類（2）

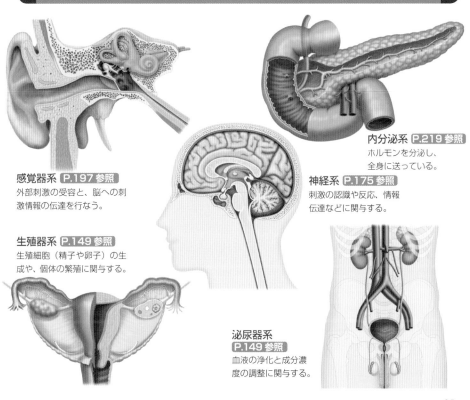

感覚器系 P.197 参照
外部刺激の受容と、脳への刺激情報の伝達を行なう。

生殖器系 P.149 参照
生殖細胞（精子や卵子）の生成や、個体の繁殖に関与する。

内分泌系 P.219 参照
ホルモンを分泌し、全身に送っている。

神経系 P.175 参照
刺激の認識や反応、情報伝達などに関与する。

泌尿器系 P.149 参照
血液の浄化と成分濃度の調整に関与する。

解剖学と生理学の境界

　「解剖学」と同じように、人体（広い意味では生物全般）を研究する学問に「生理学」があります。解剖学が「形態や構造」を研究対象とするのに対し、生理学は「機能」の面からアプローチするという違いがあります。とはいえ、同じ人体を扱っているわけなので、2つの学問の"縄張り"を厳密に分けることは不可能でしょう。「形態・構造」は「機能」に深くかかわっているからです。

　例えば、心臓の内部構造を研究するのは、基本的に解剖学の範疇ですが、単に「右心房と右心室、左心房と左心室に分かれている」という理解だけで終わることはあり得ません。「そうした形態をしている理由は何か」「その構造が実現させているのはどんな働きか」といったことに関心が及ぶはずです。ただ、厳密に言えば、これは「機能」なので生理学の範疇になります。

　とはいえ、ここで「解剖学の対象ではない」と考察を放棄してはならないでしょう。解剖学と生理学に重複部分が生じるのは当然であり、両学問は完全に分離するのではなく、相互に補完し合う"両輪"と認識すべきです。それゆえ、生理学で「機能」を研究する際には、臓器の「形態・構造」を踏まえて考察することにもなるわけです。

　本書が、人体構造の単なる羅列にとどまることなく、必要に応じて機能（すなわち生理学的な事項）についても言及しているのは、こうした理由によります。

2章

骨格系

骨格系

骨格の概要

ポイント
- ●人体を形づくっている大小の骨の連結構造全体を骨格と呼ぶ。
- ●骨はその形状によって、長骨、短骨、扁平骨などに分類される。
- ●骨格の働きは、身体支持、運動、臓器保護、カルシウム代謝、造血。

「骨格」とは"骨組み"のこと

　大半の動物の体は、大小の骨が複雑に組み合わさった構造によって支えられています。この全体構造を**骨格**と呼びます。文字通り"骨組み"のことです。

　骨格は、生物学的には2種類に大別されます。骨格が体表を覆い、体を外側から支えているものを**外骨格**といい、昆虫や甲殻類などがこれに該当します。一方、骨格が内部にあり、内側から体を支えているものが**内骨格**で、脊椎動物の骨格がこれです。ヒトは脊椎動物なので内骨格です。

　「脊椎動物」の名称から分かる通り、内骨格の"主軸"は**脊椎**、つまり背骨です。人体では約30個の**椎骨**が連結して形成されています。これを**脊柱**と呼びます。

骨格の役割は「体を支える」だけではない

　全身は脊柱に多様な形状や大きさの骨が連結することで形成されています。骨と骨の連結には、動かせる**可動連結**と動かせない**不動連結**があります。可動連結を**関節**といい、これをまたぐように筋肉が付着しており、その収縮で骨が動作します。これが身体運動の基本的な仕組みで、このことから、**骨格系を運動器系の一つ**と見ることもできます。

　一つひとつの骨は、形状によって**長骨、短骨、扁平骨、不規則骨、含気骨、種子骨**などに分類されます。これらの組み合わせ、あるいは単独で**頭蓋**や**肋骨、上腕骨、大腿骨、指骨**など、さまざまなパーツが構成されています。

　骨格は、前述した**身体の支持や運動**のほか、**臓器の保護、カルシウム代謝、造血**といった役割も担っています。

 キーワード

骨格
大小の骨が組み合わさった構造。身体の"骨組み"。

骨の総数
骨格を構成する骨の数は、成人で約200個、新生児では約350個にもなる。

無脊椎動物
脊椎のない「無脊椎動物」には、外骨格の動物のほか、軟体動物などが含まれる。

可動連結
動かすことができる骨同士の連結で、滑膜性連結である関節が該当する。

不動連結
動かすことができない骨同士の連結。骨性連結、軟骨性連結、線維性連結の3つがこれに該当する。

カルシウム代謝
骨はカルシウム（Ca）の貯蔵庫であり、必要に応じて血液中に放出している。

造血
赤血球、白血球、血小板は骨髄で生成されている。

人体骨格の構造

前面

後面

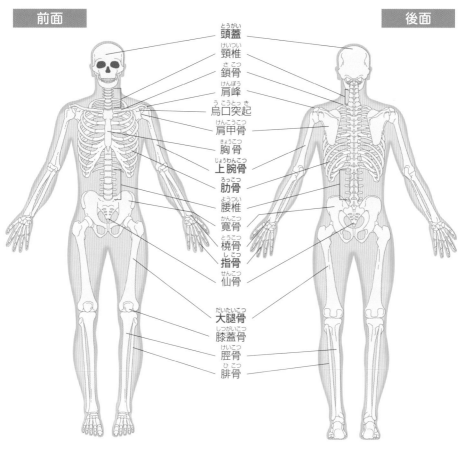

とうがい
頭蓋

けいつい
頸椎

さこつ
鎖骨

けんぽう
肩峰

うこうとっき
烏口突起

けんこうこつ
肩甲骨

きょうこつ
胸骨

じょうわんこつ
上腕骨

ろっこつ
肋骨

ようつい
腰椎

かんこつ
寛骨

とうこつ
橈骨

しこつ
指骨

せんこつ
仙骨

だいたいこつ
大腿骨

しつがいこつ
膝蓋骨

けいこつ
脛骨

ひこつ
腓骨

骨の形態

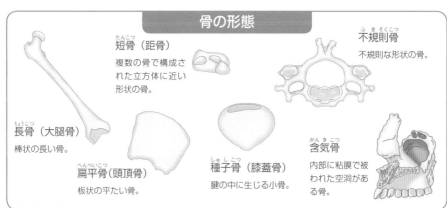

たんこつ
短骨（距骨）

複数の骨で構成された立方体に近い形状の骨。

ふきそくこつ
不規則骨

不規則な形状の骨。

ちょうこつ
長骨（大腿骨）

棒状の長い骨。

へんぺいこつ
扁平骨（頭頂骨）

板状の平たい骨。

しゅしこつ
種子骨（膝蓋骨）

腱の中に生じる小骨。

がんきこつ
含気骨

内部に粘膜で被われた空洞がある骨。

骨格系

骨の組織構造

- ●骨は緻密質と海綿質から成り、全体を骨膜が覆っている。
- ●海綿質は骨梁（骨小柱）が入り組んだ構造で、スポンジ状を成す。
- ●緻密質は骨単位と呼ばれる、血管を層状に囲んだ円柱構造から成る。

外側は硬い骨も、中身は意外と軟らかい

　骨組織は支持組織の一種です。その細胞間質は、膠原線維の周囲にハイドロキシアパタイトというカルシウム化合物が沈着し、歯のエナメル質に次ぐ硬さがあります。

　骨は外側の緻密質と内側の海綿質の2層から成ります。緻密質は文字通り緻密で硬い組織ですが、海綿質は軟らかい組織で、骨梁（骨小柱）と呼ばれる構造が複雑に入り組んでスポンジ状を成しています。骨梁と骨梁の間は骨髄組織で満たされ、ここで造血が行なわれています。

　骨は骨膜で全体が覆われています。骨膜には血管が通り、骨の内部に栄養を送るとともに、神経も通っているので、骨折すると激しい痛みを感じます。骨膜は新しい骨細胞をつくる役割も担っています。したがって、骨折した後、新しい骨は表層から生成されていきます。

　緻密質の構成単位は、骨単位と呼ばれる円柱構造です。血管が通るハバース管を骨層板（ハバース層板）がバウムクーヘンのように幾重にも取り囲んだ構造で、これと介在層板によって緻密質が形成されています。ハバース管の血管と骨膜の血管はフォルクマン管で連結されています。

 試験に出る語句

骨単位
緻密骨の構成単位。ハバース管と骨層板が幾重にも取り囲む円柱構造である。

キーワード

緻密質
骨の表層をつくる硬い部分。骨単位と介在組織から成る。

海綿質
骨の内層を成す小空洞の多い部分。骨梁の組み合わせでスポンジ状の構造。

骨梁（骨小柱）
海綿質を構成する、小さな梁（はり）のような組織。

フォルクマン管
ハバース管と骨膜の血管を連結している管状組織。

骨髄
長骨の中心部は骨梁同士の間隔が広く、骨髄組織で満たされた空洞（髄腔）がある。いわゆる骨髄である。

COLUMN

「軟骨」も骨格の構成素材

　骨格を構成する素材には軟骨もあります。居酒屋の人気メニュー「鶏軟骨の唐揚げ」で分かるように、歯応えはありますが骨ほど硬くなく、容易にかみ切れる硬さです。軟骨細胞と軟骨基質から成り、軟骨基質はコラーゲン、コンドロイチン硫酸、ヒアルロン酸、たんぱく質が結合したプロテオグリカンを含みますが、約80%は水分です。人の骨格では副次的な素材ですが、サメやエイといった軟骨魚類では、骨格の主要素材になっています。

骨の構造

骨は、骨細胞とその周囲を埋める細胞間質で構成されています。

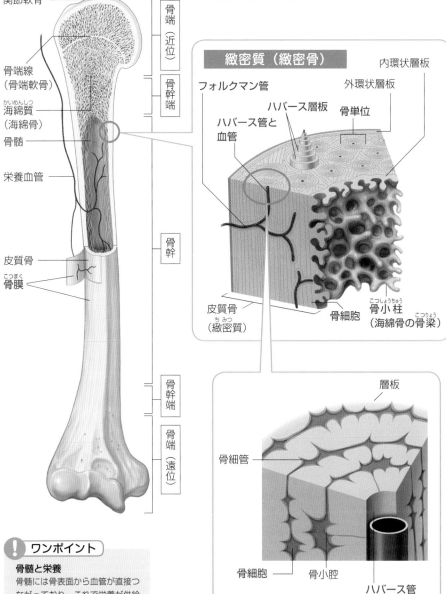

関節軟骨

骨端（近位）

骨幹端

骨端線
（骨端軟骨）

かいめんしつ
海綿質
（海綿骨）

骨髄

栄養血管

皮質骨

こつまく
骨膜

骨幹

骨幹端

骨端（遠位）

緻密質（緻密骨）

フォルクマン管

ハバース管と
血管

ハバース層板

骨単位

内環状層板

外環状層板

皮質骨
ちみつ
（緻密質）

骨細胞

こつしょうちゅう
骨小柱
こつりょう
（海綿骨の骨梁）

層板

骨細管

骨細胞

骨小腔

ハバース管

! ワンポイント

骨髄と栄養
骨髄には骨表面から血管が直接つながっており、これで栄養が供給されている。

37

骨の発生と成長

骨ができる仕組みは2通りある

　骨は骨膜や骨端軟骨板でつくられ、その仕組みは膜内骨化と軟骨内骨化の2通りがあります。膜内骨化は頭蓋や鎖骨などに見られ、骨膜内層の骨芽細胞が成長し、骨組織に入って骨細胞になります（これによってできた骨を付加骨という）。一方、長骨に見られる軟骨内骨化は、いったん軟骨組織が形成された後に骨組織と置き換わるもので（できた骨を置換骨という）、長骨の長軸方向に成長していきます。

　骨は形成された後も新陳代謝が行なわれます。これが骨改築（リモデリング）で、古くなった骨が破骨細胞によって破壊され、含まれていたカルシウムやリンなどが血中に放出されます。これにより、血中濃度が調節されるわけです。

　骨と骨は、いろいろな素材により連結されます。何がつないでいるかにより、骨性連結（骨で連結）、軟骨性連結（軟骨で連結）、線維性連結（線維で連結）、滑膜性連結（滑液を満たす滑膜の袋で連結）に分類されます。軟骨性連結や線維性連結は、年を経ると骨性連結に変化する場合があります。例えば、成人の寛骨は、幼児期に軟骨性連結していた3個の骨（腸骨、坐骨、恥骨）が一体化したものです。

骨端軟骨板
長骨の両端にある軟骨層。骨幹端と骨端を仕切っている。

骨の新旧交代
骨改築（リモデリング）は骨を新旧交代させる仕組みである。古くなった骨が破骨細胞によって破壊され、カルシウムやリンが血中に放出される（それらの物質の血中濃度調整装置としても機能する）。

COLUMN
若者の骨は生木、高齢者の骨は枯木

　骨組織の細胞間質（骨基質）に含まれる膠原線維は、コラーゲンが主成分なので、骨に弾力性を与えています。しかし、膠原線維は加齢とともに失われていくので、高齢者の骨には粘りがありません。そのため高齢者の骨折は、枯木のようにポッキリと折れてしまう傾向があります（枯木骨折）。一方、若年者の骨には粘りがあるため、骨折しても完全には分離せず、生木のように折れ曲がった状態になる場合が少なくありません（生木骨折）。

骨の成長

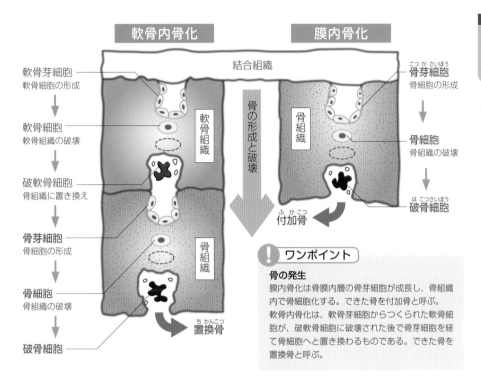

軟骨内骨化

軟骨芽細胞
軟骨細胞の形成

軟骨細胞
軟骨組織の破壊

破軟骨細胞
骨組織に置き換え

骨芽細胞
骨細胞の形成

骨細胞
骨組織の破壊

破骨細胞

結合組織

軟骨組織

骨組織

骨の形成と破壊

置換骨

膜内骨化

骨芽細胞 (こつ が さいぼう)
骨細胞の形成

骨組織

骨細胞
骨組織の破壊

破骨細胞 (は こつさいぼう)

付加骨 (ふ か こつ)

! ワンポイント

骨の発生

膜内骨化は骨膜内層の骨芽細胞が成長し、骨組織内で骨細胞化する。できた骨を付加骨と呼ぶ。
軟骨内骨化は、軟骨芽細胞からつくられた軟骨細胞が、破軟骨細胞に破壊された後で骨芽細胞を経て骨細胞へと置き換わるものである。できた骨を置換骨と呼ぶ。

骨の連結

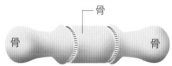

骨　骨　骨

骨性連結 (こつせい)
骨と骨が骨で連結している状態。動かせない不動連結。成人の寛骨が代表的な例。

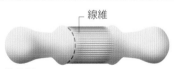

線維

線維性連結 (せん い せい)
線維による骨同士の連結。不動連結。頭蓋の縫合が代表例。

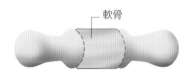

軟骨

軟骨性連結 (なんこつせい)
軟骨によって骨と骨が連結している状態。不動連結。頭蓋底や恥骨の結合が代表例。

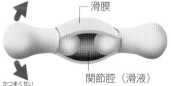

滑膜

関節腔（滑液）

滑膜性連結 (かつまくせい)
潤滑液を内包した滑膜の袋による骨同士の連結。可動連結で関節がこれに該当する。

骨格系

関節

ポイント
- ●関節は潤滑液を内包した滑膜の袋による可動連結である。
- ●関節は外側あるいは内側から靭帯によって補強されている。
- ●関節は接合部分の形状によって多様に分類される。

スムーズに動くが簡単には外れない連結構造

　骨の可動連結である**関節**は、滑膜の袋（**関節包**）によって２本の骨が連結された**滑膜性連結**です。スムーズな動きを得るため、関節包の内部（**関節腔**）は**滑液**で満たされ、骨同士の接触面（**関節面**）は、摩擦の少ない**硝子軟骨**の滑面になっています。また、脱落を防ぐため、結合組織でできた**靭帯**が関節を補強しています。通常、靭帯は関節包の外側にありますが、股関節や膝関節では関節腔内にもあり、連結を強化しています（**関節内靭帯**）。膝関節や顎関節などの関節腔内にある軟骨の板状構造（関節内靭帯を通しているものを**関節半月**、内部を完全に仕切っているものを**関節円板**という）も、関節の適合性を高めているつくりです。

　関節で相対する骨面は凹凸の関係にあり、凸側を**関節頭**、凹側を**関節窩**といいます。関節はこの接合部分の形状によって多様に分類されます。例えば、肩関節のように大きな運動域が求められる箇所は**球関節**になっています。肘の関節は、大きな運動域が得られるものの方向が限定された**蝶番関節**です。一方、安定性が求められる骨盤の仙腸関節は、運動性に乏しい**平面関節**になっています。

 試験に出る語句

関節半月・関節円板を持つ関節
関節半月や関節円板を持つ関節は、胸鎖関節や肩鎖関節、膝などである。

 キーワード

関節包
関節を包んでいる滑膜の袋。内部に滑液を満たしている。

硝子軟骨
関節で相対する骨の関節面を覆っている滑らかな軟骨。

靭帯
関節を補強している結合組織の帯。

 メモ

関節半月・関節円板
関節内部にある板状の軟骨構造で関節の適合性を高める。また、関節頭は凸側の関節面であり、関節窩は凹側の関節面である。

 Athletics Column

捻挫と脱臼はどう違う？

　関節の代表的な障害である捻挫と脱臼。この２つはどう違うのでしょう？　一言で言えば「関節が外れているかいないか」です。捻挫は、強い負荷を受けて関節の支持組織が損傷したものですが、関節面の相互関係は正常に保たれています。一方、脱臼は可動範囲を超えた負荷を受けたために片方の関節端が関節包の外側に逸脱した状態です（外傷性脱臼）。捻挫は運動域の小さい関節、脱臼は運動域が大きい関節に起こりやすい障害です。

40

関節の基本構造

骨同士をスムーズに動かすため、関節の構造は次のようになっています。

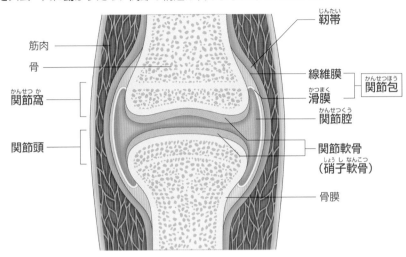

筋肉
骨
関節窩（かんせつ か）
関節頭

靭帯（じんたい）
線維膜
滑膜（かつまく）
関節包（かんせつほう）
関節腔（かんせつくう）
関節軟骨（硝子軟骨）（しょう し なんこつ）
骨膜

関節の種類

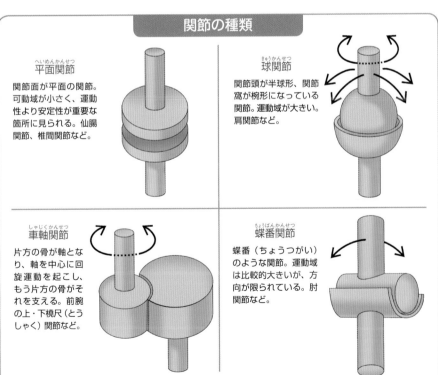

平面関節（へいめんかんせつ）

関節面が平面の関節。可動域が小さく、運動性より安定性が重要な箇所に見られる。仙腸関節、椎間関節など。

球関節（きゅうかんせつ）

関節頭が半球形、関節窩が椀形になっている関節。運動域が大きい。肩関節など。

車軸関節（しゃじくかんせつ）

片方の骨が軸となり、軸を中心に回旋運動を起こし、もう片方の骨がそれを支える。前腕の上・下橈尺（とうしゃく）関節など。

蝶番関節（ちょうばんかんせつ）

蝶番（ちょうつがい）のような関節。運動域は比較的大きいが、方向が限られている。肘関節など。

2章

骨格系

骨格系 # 頭蓋

ポイント
●いわゆる頭蓋は、大きく脳頭蓋と顔面頭蓋に分けられる。
●脳頭蓋は頭蓋骨、顔面頭蓋は顔面骨でできている。
●頭蓋骨（※）は6種8個、顔面骨は9種15個の骨で構成されている。

脳を格納している頑丈なケース

　首より上、頭部全体を頭蓋（「ずがい」とも読む）といいます。広い意味では、この領域全体の骨（いわゆるドクロ、サレコウベ）を頭蓋といいますが、厳密には、頭蓋は脳を格納する脳頭蓋と、顔の部分（眼窩より下）を構成する顔面頭蓋に分けられ、脳頭蓋の骨のみを頭蓋骨と呼びます（顔面頭蓋を構成する骨は顔面骨という）。

　頭蓋（狭義）は、天井部分の頭蓋冠と床部分の頭蓋底から成り、その間の頭蓋腔に脳が格納されています。構成している骨は、前頭骨、頭頂骨、後頭骨、側頭骨、蝶形骨、篩骨の6種類。頭頂骨と側頭骨は左右に1対あるため、骨の数は全体で8個になります。また、左右の前頭骨は前頭縫合で、左右の頭頂骨は矢状縫合で、前頭骨と頭頂骨は冠状縫合で接合されていますが、胎児期から乳児期の冠状縫合は未発達で、大きな隙間（大泉門）が見られます。

　顔面頭蓋を構成する顔面骨は、上顎骨、口蓋骨、頬骨、下顎骨、舌骨、鼻骨、鋤骨、涙骨、下鼻甲介の9種類。このうち、上顎骨、口蓋骨、頬骨、鼻骨、涙骨、下鼻甲介は左右で対を成すため、骨の数は全部で15個になります。

（※）ここでは頭蓋腔を囲む6種をまとめた骨格を脳頭蓋とし、これを構成する骨を頭蓋骨としている。

 キーワード

頭蓋
頭部の領域を指し、脳頭蓋と顔面頭蓋に大別される。

顔面骨
顔面頭蓋を構成する骨。9種15個の骨から成る。

 メモ

頭蓋骨の構成
頭蓋骨は脳頭蓋を構成する骨で、6種8個の骨から成っている。頭蓋冠と頭蓋底の間にある頭蓋腔に脳が格納されている。冠状縫合は頭蓋骨を構成する、前頭骨と頭頂骨の接合部分である。乳児期までは未発達で、大きな隙間（大泉門）がある。

COLUMN
頭蓋骨と顔面骨の記憶法

　元素の周期表を「水兵リーベ……」で覚えたように、頭蓋骨と顔面骨を構成する骨にも記憶法があるので紹介しましょう。頭蓋骨は「頭」が付く骨が4つと、篩骨、蝶形骨からできているので「4頭のふるい蝶」と覚えます（「篩」は、道具の「ふるい」）。顔面骨を構成する9種の骨（鼻骨、鋤骨、下鼻甲介、涙骨、上顎骨、口蓋骨、頬骨、下顎骨、舌骨）は、その1文字ずつを取って「美女後悔の涙に上皇驚愕した」という文で覚えます。

頭蓋の構成

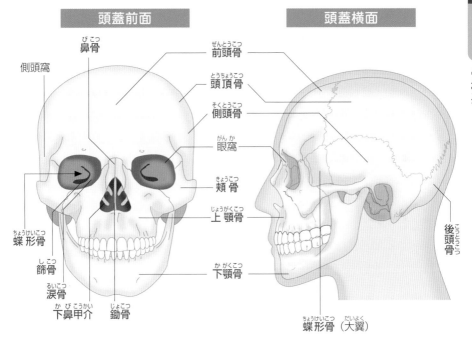

頭蓋前面

鼻骨（びこつ）

側頭窩

前頭骨（ぜんとうこつ）

頭頂骨（とうちょうこつ）

側頭骨（そくとうこつ）

眼窩（がんか）

頬骨（きょうこつ）

上顎骨（じょうがくこつ）

蝶形骨（ちょうけいこつ）

篩骨（しこつ）

涙骨（るいこつ）

下鼻甲介（かびこうかい）

鋤骨（じょこつ）

下顎骨（かがくこつ）

頭蓋横面

後頭骨（こうとうこつ）

蝶形骨（大翼）（ちょうけいこつ　だいよく）

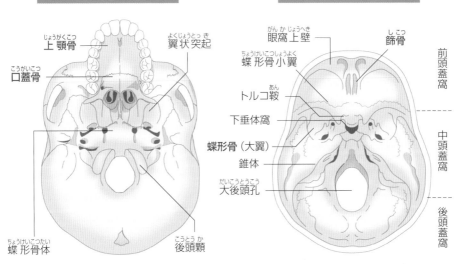

頭蓋底 外面

上顎骨（じょうがくこつ）

口蓋骨（こうがいこつ）

翼状突起（よくじょうとっき）

蝶形骨体（ちょうけいこつたい）

後頭顆（こうとうか）

頭蓋底 内面

眼窩上壁（がんかじょうへき）

篩骨（しこつ）

蝶形骨小翼（ちょうけいこつしょうよく）

トルコ鞍（あん）

下垂体窩

蝶形骨（大翼）

錐体

大後頭孔（だいこうとうこう）

前頭蓋窩

中頭蓋窩

後頭蓋窩

脊柱

- ●脊柱は 32 ～ 34 個の椎骨が連結してできている。
- ●椎骨は椎体と椎弓から成る環状の骨で、4 種類の突起が付属している。
- ●脊柱は 5 つの部分（頸椎、胸椎、腰椎、仙骨、尾骨）に分けられる。

約 30 個の骨が連結して頭と体を支える

　頭蓋を載せて体幹を支えているのが背骨、すなわち脊柱で、椎骨と呼ばれるパーツが 32 ～ 34 個連なってできています。その一つひとつの形は基本的に同じで、椎体と椎弓がつくる環状構造に 4 種類の突起（棘突起、横突起、上関節突起、下関節突起）が付いた姿をしています。このうち、棘突起と横突起は筋に付着し、上下の関節突起は隣接する椎骨のそれと椎間関節を形成してつながります。椎骨の連結には椎体と椎体の間にある椎間円板（椎間板）も関与しており、さらに縦方向に走る靱帯（前縦靱帯、後縦靱帯など）によっても補強されています。連結することで椎骨の環（椎孔）は管になりますが、ここには脊髄が通ります（脊柱管）。つまり、脊髄の支持と保護が、脊柱のもう一つの役割です。

　脊柱は直立のバランスを取るため、緩やかな S 字カーブを描いています。大きく 5 つの部分に分けられ、構成する椎骨には略号が振られています。頸椎（C_1 ～ C_7）、胸椎（T_1 ～ T_{12}）、腰椎（L_1 ～ L_5）、仙椎、尾椎で、仙椎は 5 個、尾椎は 3 ～ 5 個の骨で構成されていますが、どちらも成人では 1 つに融合しており、それぞれ仙骨、尾骨と呼ばれます。

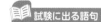

試験に出る語句

椎間関節
脊椎の関節のこと。上位脊椎の下関節突起と下位脊椎の上関節突起との間に形成される。最近では、急性腰痛症（ギックリ腰）の原因の多くが椎間関節の痛みと考えられている。

靭帯の種類
連結を補強する靭帯は、椎体を前と後で補強する前縦靭帯と後縦靭帯の他、椎弓同士をつなぐ黄色靭帯と棘間靭帯がある。

緩やかな S 字カーブ
頸椎と腰椎は前に彎曲し（前彎）、胸椎と仙骨、尾骨は後に彎曲している（後彎）。ヒトの場合、出生時は後彎のみで、前彎は 1 歳までに現れる。

COLUMN

「のどぼとけ」は 2 つある

　火葬した骨を骨壺に収める際、最後に「のどぼとけ」と呼ばれる骨を載せて蓋をします。仏様が座った姿に見えることからこの名がありますが、これは第 2 頸椎です（仏様に見えるのは歯突起）。一方、日常的には、成人男性に顕著なのどの中程の隆起を「のどぼとけ」と呼んでいます。これは第 2 頸椎ではなく、喉頭を固定する枠状の軟骨（甲状軟骨）の一部で、正しくは「喉頭隆起」といいます。「のどぼとけ」は 2 つあるわけです。

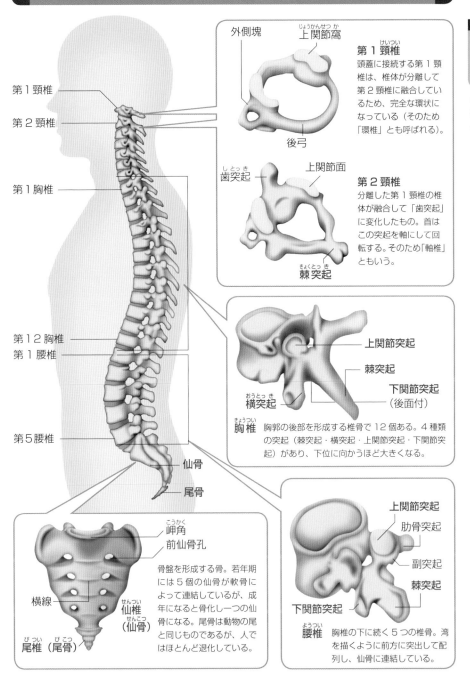

外側塊　　上関節窩（じょうかんせつか）

第1頸椎（けいつい）
頭蓋に接続する第1頸椎は、椎体が分離して第2頸椎に融合しているため、完全な環状になっている（そのため「環椎」とも呼ばれる）。

後弓

歯突起（しとっき）　　上関節面

第2頸椎
分離した第1頸椎の椎体が融合して「歯突起」に変化したもの。首はこの突起を軸にして回転する。そのため「軸椎」ともいう。

棘突起（きょくとっき）

第1頸椎
第2頸椎
第1胸椎
第12胸椎
第1腰椎
第5腰椎
仙骨
尾骨

上関節突起
棘突起
下関節突起（後面付）
横突起（おうとっき）

胸椎（きょうつい）
胸郭の後部を形成する椎骨で12個ある。4種類の突起（棘突起・横突起・上関節突起・下関節突起）があり、下位に向かうほど大きくなる。

岬角（こうかく）
前仙骨孔

骨盤を形成する骨。若年期には5個の仙骨が軟骨によって連結しているが、成年になると骨化し一つの仙骨になる。尾骨は動物の尾と同じものであるが、人ではほとんど退化している。

横線
仙椎（せんつい）（仙骨）（せんこつ）
尾椎（びつい）（尾骨）（びこつ）

上関節突起
肋骨突起
副突起
棘突起
下関節突起

腰椎（ようつい）
胸椎の下に続く5つの椎骨。湾を描くように前方に突出して配列し、仙骨に連結している。

45

上肢の骨

● 上肢骨は約30個の骨が複雑に連結することで構成されている。

● 上腕は上腕骨1本、前腕は橈骨と尺骨の2本から成る。

● 手の骨は手根骨、中手骨、基節骨、中節骨、末節骨に分けられる。

多様な骨と関節で複雑な動きを実現

肩関節から先の上肢（上腕、前腕、手）を形づくっている骨を総称して**上肢骨**といいます。構成する約30個の骨は末端（手）の方へいくほど小さく、関節で複雑に連結されているため、細かくて多様な動きができるようになっています。

肩甲骨に連結している太い骨は**上腕骨**です。肩関節は球関節なので可動域が大きく、多くの筋や血管、神経に囲まれています。上腕に連なる前腕は**橈骨**と**尺骨**から成ります。2本の骨で構成されているため、腕をひねる動作ができるのが特徴です（手掌を下に向ける動作を**回内**、上に向ける動作を**回外**という）。これを実現させているのは、橈骨と尺骨の上端同士をつなぐ**上橈尺関節**と下端同士をつなぐ**下橈尺関節**で、共に車軸関節です。また、上腕骨と尺骨をつなぐ**腕尺関節**は腕の曲げ伸ばしに働く蝶番関節、上腕骨と橈骨の**腕橈関節**は腕の動きをサポートする球関節で、これらと上橈尺関節の組み合わせで**肘関節**が構成されています。

手を構成する骨は、大きく**手根骨**、**中手骨**、**基節骨**、**中節骨**、**末節骨**に分けられます。手根骨は8個の小さな骨の集合体です。また、親指には中節骨がありません。

橈骨と尺骨

前腕を形づくる2本の骨。上下の橈尺関節で連結し、腕をひねる動作を実現している。

中手骨

手の平の骨。手根骨とは手根中手関節（CM関節）で、基節骨とは中手指節間関節（MP関節）で連結している。

基節骨・中節骨・末節骨

指の骨。ただし、親指には中節骨がない。基節骨と中節骨の関節を近位指節間関節（PIP関節）、中節骨と末節骨の関節を遠位指節間関節（DIP関節）と呼ぶ。

Athletics Column

肘は傷害を起こしやすい

肘関節は傷害を起こしやすい関節でもあります。特に幼児期には、急に引くと亜脱臼を起こすことが少なくありません（肘内障）。橈骨頭が十分に発達しておらず、これを囲む輪状靭帯が部分的に断裂して起こると考えられます（3歳くらいまでなら、腕を曲げれば元に戻ることが多い）。成人してからも「テニス肘」など、腕の急な曲げ伸ばしで炎症を起こす事例が多くあります。いずれも患部を冷却し、固定して安静を保つことが重要です。

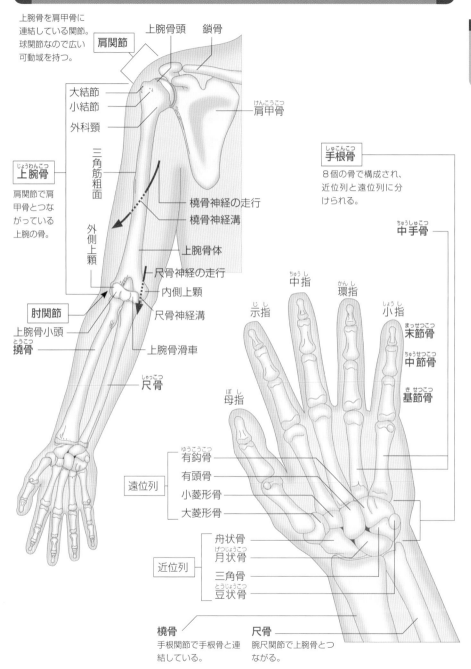

上腕骨を肩甲骨に
連結している関節。
球関節なので広い
可動域を持つ。

上腕骨頭　鎖骨

肩関節

大結節
小結節
外科頸

けんこうこつ
肩甲骨

じょうわんこつ
上腕骨

肩関節で肩
甲骨とつな
がっている
上腕の骨。

三角筋粗面

橈骨神経の走行
橈骨神経溝

外側上顆

上腕骨体

尺骨神経の走行
内側上顆

肘関節

尺骨神経溝

上腕骨小頭

とうこつ
橈骨

上腕骨滑車

しゃっこつ
尺骨

しゅこんこつ
手根骨

8個の骨で構成され、
近位列と遠位列に分
けられる。

ちゅうしゅこつ
中手骨

ちゅう し
中指

かん し
環指

じ し
示指

しょう し
小指

まっせつこつ
末節骨

ちゅうせつこつ
中節骨

き せつこつ
基節骨

ぼ し
母指

ゆうこうこつ
有鈎骨
有頭骨
小菱形骨
大菱形骨

遠位列

舟状骨
げつじょうこつ
月状骨
三角骨
とうじょうこつ
豆状骨

近位列

橈骨
手根関節で手根骨と連
結している。

尺骨
腕尺関節で上腕骨とつ
ながる。

骨格系

下肢の骨

ポイント
- ●大腿骨は人体で最も長く太い骨で、股関節でしっかり連結されている。
- ●膝関節は大腿骨と脛骨の関節、及び大腿骨と膝蓋骨の関節から成る。
- ●足の骨は足根骨（7個）、中足骨（5個）、趾骨（14個）に大別される。

体重を支え、安定して歩くための骨

　股関節から下の下肢（大腿、下腿、足）を構成する骨を総称して下肢骨といいます。上体を支えて歩行するため、太くて丈夫な骨からできています。関節も安定性に重きが置かれ、上肢のような複雑な運動性は見られません。

　大腿骨は人体で最も長く太い骨とされています。骨盤とつながる股関節は球関節ですが、外れにくいように深く連結しており、特に臼状関節と呼ばれます。大腿骨は膝関節で脛骨とつながっています。膝関節はこの2骨の関節、及び大腿骨と膝蓋骨（種子骨の一つ）から成る複合関節で、軟骨性の関節半月（半月板）がサポートしています（関節の適合とクッションの役割を担う）。体重を支える脛骨は、側面から腓骨が補助しています。

　足は大小の骨から成りますが、大きく足根骨、中足骨、趾骨に分けられます。足根骨は、脛骨と足関節（距腿関節）でつながる距骨、踵骨、舟状骨、立方骨、内側楔状骨、中間楔状骨、外側楔状骨の計7個で構成され、足根間関節でつながり、足の内返し・外返しを実現させています。中足骨は甲の骨で5つ、足指の趾骨は14個あります。

 メモ

足根骨の関節
足根間関節は足根骨を構成する7個の骨をつなぐ関節の総称である。距骨下関節、距踵舟関節などがある。一つひとつの可動域は小さいが、全体としてひねりなどに対応し、足の内反や外反といった運動を実現させている。

足指の骨は14個
足指の骨も、基節骨、中節骨、末節骨の3つで構成される。足の親指も中節骨がないので合計は14個になる。

 Athletics Column

半月板を痛めると治りにくい

　膝関節も傷害を起こしやすい関節です。走行時に下肢が受ける衝撃は意外に大きく、体重の3〜5倍の力を受けるともいわれます。マラソンブームもあって、昨今は膝関節の異常を訴える人が増えています。特に膝のショックを和らげる半月板は、血管が少ないため再生能力が低く、損傷すると容易には治癒しません。膝を守るためにも、無理をしない、必ずストレッチを行なう、クッション性の高いシューズを選ぶなどの事前対策が重要です。

前面

股関節（こかんせつ）
大腿骨と骨盤を連結する。球関節の一つだが、より深く連結しているため、特に臼状関節と呼ばれる。外れにくいが可動域は大きくない。

大腿骨（だいたいこつ）
大腿の太くて長い骨。

膝蓋骨（しつがいこつ）
独立した骨（種子骨）の一つ。大腿四頭筋の収縮力を脛骨に伝達し、膝の効率的な曲げ伸ばしに寄与している。

足根骨（そくこんこつ）
足根（足首）の骨。7個の骨（距骨、踵骨、舟状骨、立方骨、内側楔状骨、中間楔状骨、外側楔状骨）で構成される。

中足骨（ちゅうそくこつ）
足背（甲）の骨。5本あって、足根骨（立方骨と内、中、外3個の楔状骨）に連結し、反対側で指骨に連なる。

趾骨（しこつ）

後面

膝関節（しつかんせつ）
大腿骨と脛骨の関節、及び大腿骨と膝蓋骨の関節から成る複合関節。軟骨性の関節半月（半月板）がある。

脛骨（けいこつ）
膝から下（下腿）を支える骨。

腓骨（ひこつ）
脛骨を側面から補助する骨。

距腿関節（きょたい）

距骨（きょこつ）

踵骨（しょうこつ）

膝蓋骨を除いた前面図

- 大腿骨
- 膝蓋骨関節面
- 内側顆
- 後十字靭帯
- 膝横靭帯
- 内側半月
- 外側顆
- 外側側副靭帯
- 内側側副靭帯
- 腓骨
- 脛骨

足の骨

- 腓骨
- 脛骨
- 距腿関節
- 距骨
- 舟状骨（しゅうじょうこつ）
- 立方骨（りっぽうこつ）
- 中足骨
- 趾骨
- 踵骨
- 外側楔状骨
- 中間楔状骨
- 内側楔状骨
- 横足弓
- 縦足弓

49

骨格系

胸部の骨

ポイント
- 肺と心臓を保護しているかご状の骨格を胸郭という。
- 胸郭は 12 個の胸椎、左右 12 対の肋骨、胸骨で構成されている。
- 肋骨は肋軟骨を介して胸骨と連結し、柔軟性を有している。

肺と心臓をガードする骨のバスケットケース

胸部にあるかご状の骨格を胸郭といい、肺や心臓を外側から囲んで保護しています。構成している骨は胸椎（12個）、これに接続している肋骨及び胸骨で、上の開口部を胸郭上口、下の開口部を胸郭下口と呼びます。

肋骨（あばら骨）は、左右に 12 対（計 24 本）あります。胸椎から半円を描いて延び、前で胸骨に接続していますが、直接連結しているのではなく、間に肋軟骨を介しています。このため胸郭は柔軟性を有し、呼吸運動に関係します。

また、第 1 ～ 7 肋骨（このグループを真肋とも呼ぶ）は、各々"専用"の肋軟骨で連結していますが、第 8 ～ 10 肋骨の肋軟骨は、途中で合流して第 7 肋軟骨に連なっています。第 11・12 肋骨は胸骨とつながっていません（このため浮肋とも呼ばれる）。第 8 ～ 12 肋骨を仮肋ともいいます。

胸骨は胸部中央にある縦長の扁平骨で、胸骨柄と胸骨体、剣状突起の 3 つの部分から成ります。胸骨柄と胸骨体の境界は特に胸骨角（ルイ角）といい、第 2 肋軟骨がつながっています。また、ここを通る水平面（胸骨角平面）は、気管が気管支に分かれる高さと一致しています。

 試験に出る語句

胸骨角
胸骨柄と胸骨体の境界。ルイ角ともいう。その位置は、気管が気管支に分岐する高さと一致する。また、この高さより上にある大動脈の∩字型部分を大動脈弓と呼ぶ。

 キーワード

胸郭
胸椎、肋骨、胸骨から成るかご状の骨格。肺と心臓を保護するとともに、呼吸運動に関与している。

肋骨
胸椎から半円を描いて延びる骨。左右 12 対・24 本ある。肋軟骨を介して胸骨に連結している（第 11・12 肋骨は胸骨とつながっていない）。

胸骨
胸部前方に位置する縦長の扁平骨。胸骨柄、胸骨体、剣状突起から成る。肋軟骨を介して肋骨に連なっている。

 Athletics Column

肋骨は折れやすい

肋骨は折れやすい骨としても知られています。細いので外部からの衝撃に弱く、ゴルフのスイングや強い咳だけで折れることさえあります（同じ場所に繰り返し負荷がかかったことによる疲労骨折や骨粗鬆症が原因のことが多い）。折れることでショックを吸収し、内臓への影響を抑えている面もありますが、折れた骨が肺に刺さる場合もあるので軽視はできません。胸の痛みが軽度でも、何日も続くようなら、整形外科を受診すべきでしょう。

胸部の骨の構造

胸部の骨はかご状になっており、心臓や肺などの大切な臓器を守っています。

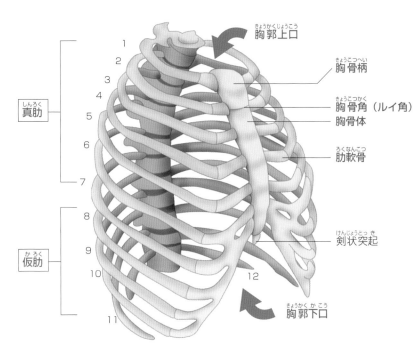

胸郭上口（きょうかくじょうこう）

胸骨柄（きょうこつへい）

胸骨角（ルイ角）（きょうこつかく）

胸骨体

肋軟骨（ろくなんこつ）

剣状突起（けんじょうとっき）

胸郭下口（きょうかくかこう）

真肋（しんろく）

仮肋（かろく）

1
2
3
4
5
6
7
8
9
10
11
12

胸骨角（ルイ角）平面

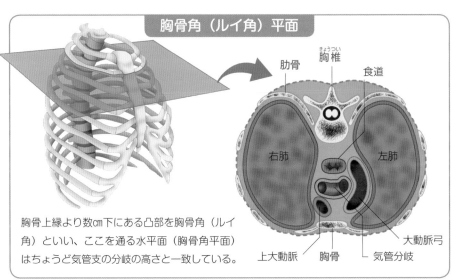

肋骨　胸椎（きょうつい）　食道

右肺　左肺

上大動脈　胸骨　気管分岐

大動脈弓

胸骨上縁より数cm下にある凸部を胸骨角（ルイ角）といい、ここを通る水平面（胸骨角平面）はちょうど気管支の分岐の高さと一致している。

骨格系 # 骨盤

> **ポイント**
> ●骨盤は寛骨、仙骨、尾骨から成る杯形の骨。
> ●骨盤の主要な役割は、上半身の支持と骨盤内臓の保護。
> ●骨盤の形態は男女差が著しい。特に骨盤腔の大きさなどで顕著である。

3つの骨で構成された"骨の杯"

　骨盤は"底のない杯"に例えられる形をした下腹部（腰部）にある骨で、左右1対の寛骨と後方の仙骨及び尾骨からできています。寛骨は幼少期にあった3つの骨（腸骨、恥骨、坐骨）が成長後に融合したもので、前方で左右が恥骨結合し、後方は仙腸関節で仙骨と連結しています。また、股関節で大腿骨と連結し、下肢体を形成しています。仙骨と尾骨は脊柱の一部でもあり、やはり幼少期の複数の骨（仙椎5個、尾椎3～5個）が一体化したものです。

　仙骨の前縁正中にある点（岬角）と寛骨の前方上縁（恥骨上縁）を結ぶ線が囲む平面を骨盤上口といい、これより上を大骨盤（杯に当たる部分）、下を小骨盤（台に当たる部分）と呼びます。また、尾骨先端と寛骨の下端（坐骨結節）、恥骨結合下部を結ぶ線が描く開口を骨盤下口といいます。

男女の差が大きい骨盤の形態

　骨盤の主な役割は、上半身の支持と、下腹部にある内臓の保護です。小骨盤が囲む空間（骨盤腔）には子宮、卵巣、膀胱、直腸などが入ります（これらを骨盤内臓とも呼ぶ）。また、骨盤の形態は男女差が大きく、特に骨盤腔の大きさ（男性は狭く、女性は広い）、寛骨の前面下縁の恥骨下角（男性は小さく、女性は大きい）などで顕著です。これは出産の有無が関係しています。また、骨盤上口と骨盤下口の中心点を結ぶ曲線（骨盤軸）は産道に一致していますが、骨盤腔内で約90度に曲がっています。このことが、ヒトの分娩が四足動物に比べて重い一つの理由になっています。

試験に出る語句

大骨盤・小骨盤
骨盤上口より上の部分を大骨盤、骨盤上口より下の部分を小骨盤という。

骨盤腔
小骨盤が囲む空間。ここに骨盤内臓（子宮、卵巣、膀胱、直腸など）が入る。

キーワード

寛骨
骨盤を構成する骨で左右1対ある。幼児期の腸骨、坐骨、恥骨が成長と共に一体化し、前方で恥骨結合、後方で仙腸関節は仙骨と連結した。

仙骨・尾骨
共に骨盤後方を構成する骨。仙骨はもともと5個あった仙椎が成長後に一体化したもの。尾骨も3～5個が同様に融合したもの。

岬角
仙骨の前縁正中にある点。

骨盤上口
岬角と恥骨上縁を結ぶ線が囲む平面。

骨盤下口
尾骨先端～坐骨結節～恥骨結合下部を結ぶ線で囲まれた平面。

骨盤軸
骨盤上口と骨盤下口の中心点を結ぶ曲線。産道に一致。

骨盤の構造

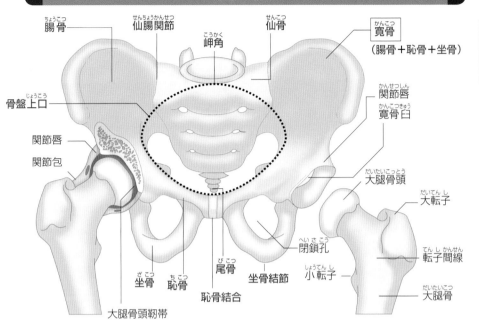

- 腸骨（ちょうこつ）
- 仙腸関節（せんちょうかんせつ）
- 岬角（こうかく）
- 仙骨（せんこつ）
- 寛骨（かんこつ）（腸骨＋恥骨＋坐骨）
- 関節唇（かんせつしん）
- 寛骨臼（かんこつきゅう）
- 骨盤上口（じょうこう）
- 関節唇
- 関節包
- 大腿骨頭（だいたいこっとう）
- 大転子（だいてんし）
- 閉鎖孔（へいさこう）
- 転子間線（てんしかんせん）
- 坐骨（ざこつ）
- 恥骨（ちこつ）
- 尾骨（びこつ）
- 坐骨結節
- 小転子（しょうてんし）
- 大腿骨（だいたいこつ）
- 恥骨結合
- 大腿骨頭靭帯

骨盤の性差

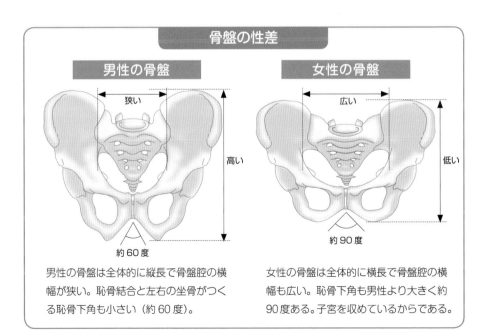

男性の骨盤

- 狭い
- 高い
- 約60度

男性の骨盤は全体的に縦長で骨盤腔の横幅が狭い。恥骨結合と左右の坐骨がつくる恥骨下角も小さい（約60度）。

女性の骨盤

- 広い
- 低い
- 約90度

女性の骨盤は全体的に横長で骨盤腔の横幅も広い。恥骨下角も男性より大きく約90度ある。子宮を収めているからである。

美術と解剖学の深い関係

　ルネサンス期の絵画や彫刻が生き生きとしているのは、人物が正確に描写されているからです。それ以前は、いわば記号の延長でしかありませんでした。腕は単純化すれば円柱になりますが、実際の腕には筋肉の起伏があります。人間主義をうたうルネサンスの芸術家は、人の「ありのまま」の描写を志向したのです。

　人をリアルに描くには、見た目の「形態」はもちろん、「比率」や「位置関係」を正確に捉える必要があります（例えば、両腕を広げた長さは身長にほぼ等しく、手首から肘までの長さは足のつま先からかかとまでの長さとほぼ等しくなります。目鼻の位置は耳の縦の長さの範囲内に収まります）。そのため、芸術家たちが人間の「構造」に関心を向けたのは当然でしょう。すなわち「解剖学的な視線」を人体に向けたのです。

　ミケランジェロやラファエロらは実際に人体解剖を行ないました。人間がそのような姿をしている理由を、内部から把握しようとしたのです。中でもレオナルド・ダ・ヴィンチは傑出していました。750点を超す解剖図を残しましたが、その精緻な描写と考察は、画家の仕事の延長というより、まさに解剖学者のそれでした。

　現在も「美術解剖学」が美術系大学などで講義されています。機能など生理学的な考察をほとんど入れず、形態と構造をメインに研究する点で、医学的な解剖学より、むしろこちらの方が、本来的な意味での解剖学にのっとっているともいえます。

3章

筋系

筋肉の概要①

- 筋肉は人体に動きを生じさせる駆動装置である。
- 筋肉は解剖学的には、骨格筋、心筋、平滑筋に分類される。
- 運動神経に支配される随意筋と自律神経に支配される不随意筋がある。

筋肉は人体を動かす"駆動装置"

　体の中で動きが必要なところには、必ず筋肉が存在します。いわば人体の"駆動装置"で、四肢の運動や内臓の活動はもちろん、寒さで皮膚に鳥肌が立つときにも、皮膚の中にある小さな筋肉（立毛筋）が関与しています。

　筋肉を形成する筋組織は、組織学的には横紋筋と平滑筋、機能的には随意筋と不随意筋に大別されますが、解剖学で

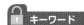

キーワード

横紋筋
骨格筋や心筋をつくる筋肉で、線維状に一体化した筋細胞の集合体。筋フィラメントの規則的な並列に由来する横縞（よこじま）が見られる。

全身の筋肉（前面）

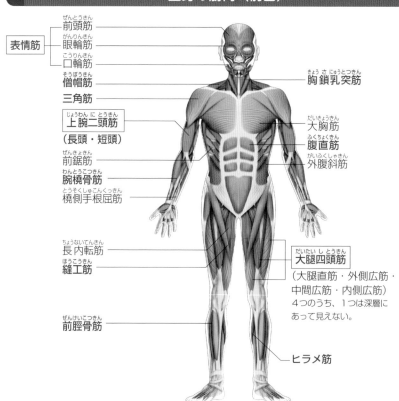

表情筋
- ぜんとうきん　前頭筋
- がんりんきん　眼輪筋
- こうりんきん　口輪筋

そうぼうきん　僧帽筋

三角筋

じょうわんにとうきん　上腕二頭筋
（長頭・短頭）

ぜんきょきん　前鋸筋

わんとうこつきん　腕橈骨筋

とうそくしゅこんくっきん　橈側手根屈筋

ちょうないてんきん　長内転筋

ほうこうきん　縫工筋

ぜんけいこつきん　前脛骨筋

きょうさにゅうとつきん　胸鎖乳突筋

だいきょうきん　大胸筋

ふくちょくきん　腹直筋

がいふくしゃきん　外腹斜筋

だいたいしとうきん　大腿四頭筋
（大腿直筋・外側広筋・中間広筋・内側広筋）
4つのうち、1つは深層にあって見えない。

ヒラメ筋

は**骨格筋**、**心筋**、**平滑筋**の３つに分類します。骨格筋は意
識的な運動に関与する横紋筋で、運動神経にコントロール
される随意筋です。顔の**表情筋**や**咀嚼筋**も骨格筋ですが、
発生学的には鰓に由来するので、区別する場合もあります。
心筋は横紋筋ですが、自律神経に支配される不随意筋です。
平滑筋は不随意筋で、内臓や血管壁などを形成しています。

随意筋
意識的に収縮・伸展させる
ことができる筋肉。運動神
経に支配される。

不随意筋
意識的に動かせない筋肉。
自律神経に支配される。

Athletics Column

筋肉は何をエネルギー源にしている？

　筋肉が収縮に用いるエネルギーは ATP（アデノシン三リン酸）の分解反応から得られま
す。ATP が筋フィラメント内の酵素によって ADP（アデノシン二リン酸）に分解されると
きに大きなエネルギーが放出され、これが筋収縮に利用されます。ATP は生命活動の原動
力となる物質で、糖や脂肪などを原料に体内で合成されます。その生成過程はいくつかあ
りますが「酸素を使うもの（有酸素）」と「酸素を使わないもの（無酸素）」に大別されます。

全身の筋肉（背面）

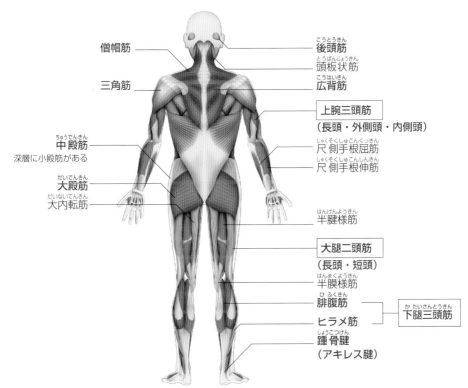

僧帽筋

三角筋

中殿筋
深層に小殿筋がある

大殿筋
大内転筋

後頭筋
頭板状筋
広背筋

上腕三頭筋
（長頭・外側頭・内側頭）

尺側手根屈筋
尺側手根伸筋

半腱様筋

大腿二頭筋
（長頭・短頭）

半膜様筋

腓腹筋
ヒラメ筋
踵骨腱
（アキレス腱）

下腿三頭筋

筋肉の概要②

- ●筋組織は伸びたり縮んだりすることで運動を起こす。
- ●筋原線維はミオシンフィラメントとアクチンフィラメントから成る。
- ●筋収縮は、筋原線維中の筋フィラメントの滑り運動で起こる。

消化も筋の収縮運動による

　筋組織は収縮・伸展することによって運動を喚起します。関節を挟んで相対する2本の骨に付着する骨格筋は、収縮・伸展によって付着点同士を近づけたり遠ざけたりすることで「曲げ伸ばし」という運動を起こしています。

　不随意筋である消化管の筋肉も、収縮・伸展の繰り返しにより、内壁に蠕動運動（ぜんどううんどう）を生じさせ、食物の消化を行なっています。

筋収縮の原動力は筋フィラメントのスライド

　筋肉の収縮・伸展は、筋細胞の中の筋原線維を構成する2種類の筋フィラメント（太いミオシンフィラメントと細いアクチンフィラメント）に起因します。

　これらはパイ生地のように相互に重なり合い、相対的にスライドすることで、収縮・伸展が起こると考えられています（滑走説（かっそうせつ））。

キーワード

筋細胞（筋線維）
筋原線維の束で、多数の細胞が融合して形成された線維状の細胞（合胞体）。筋原線維を多く含む。

筋原線維
筋組織の最小単位。2種類の筋フィラメント（ミオシンフィラメントとアクチンフィラメント）から成る。

メモ

滑走説
筋収縮のメカニズムを説明する説。筋は相互に重なった2種類の筋フィラメントが滑るように動くことで収縮する。ただ、平滑筋の収縮は、この説では十分に説明できない。

Athletics Column

肉離れとアキレス腱断裂

　スポーツを行なう際、筋系が起こしやすい典型的な障害は、いわゆる「肉離れ」でしょう。これは筋膜や筋線維に大きな力が加わって部分的に断裂したもので、収縮した筋肉を瞬間的に伸展させようとした際に発生します。

　同じように、急に大きな負荷を受けると損傷しやすいのがアキレス腱です。断裂すると足を動かせなくなるので、選手には致命的です。いずれも運動前の入念なストレッチが予防になることはいうまでもありません。

筋の構造

筋組織を構成する最小の単位は筋原線維です。これは2種類の筋フィラメントが重なり合って構成され、相互に滑り合うことで、筋の収縮・伸展が起こると考えられています。

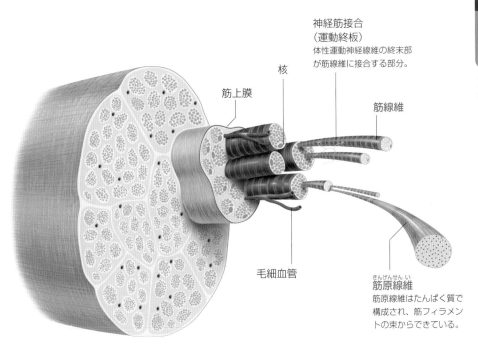

神経筋接合
（運動終板）
体性運動神経線維の終末部
が筋線維に接合する部分。

核

筋上膜

筋線維

毛細血管

きんげんせん い
筋原線維
筋原線維はたんぱく質で
構成され、筋フィラメン
トの束からできている。

筋肉が収縮する仕組み

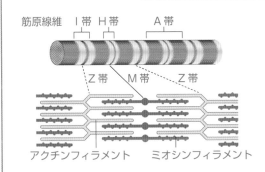

筋原線維　I帯　H帯　　A帯

Z帯　M帯　　Z帯

アクチンフィラメント　　ミオシンフィラメント

筋原線維を構成するアクチンフィラメントとミオシンフィラメントは互いの隙間に入り込むように配列し、その重なり合いによって筋節が形成される。両者が互いのすき間を滑るように動くことにより、筋原線維の収縮が起こる（滑走説）。

骨格筋と関節の動き

●骨格筋は基本的に関節に付属し、収縮することで運動を発現している。
●一つの骨格筋で、動きの小さい側を起始、大きい側を停止と呼ぶ。
●曲げの運動の際、角度が小さい方を屈筋、反対側を伸筋と呼ぶ。

骨格筋の伸び縮みで関節は屈伸する

　骨格筋は体の運動に関与する筋肉です。そのため全身に占める割合は大きく、体重の約4割にもなるといわれます。基本的には関節で相対する骨のそれぞれに腱で付着するつくりを基本とし、収縮・伸展することで運動を生み出します。このとき、筋肉には相対的に動きの小さい側と大きい側が生じますが、小さい側の付着部を起始、大きい側の付着部を停止と呼びます。また、骨格筋の起始側を筋頭、停止側を筋尾、その間を筋腹といいます。これらを1つずつ持つのが筋肉の基本形ですが、中には複数の筋頭を持つ筋肉（二頭筋、三頭筋、四頭筋）や、複数の筋頭が中間腱を間に挟んで並んだ筋肉（二腹筋、多腹筋）もあります。

　骨格筋は通常、1つの関節に複数付着しています。伸ばした状態から曲げの運動を起こすとき、角度が小さくなる側にある筋肉は縮み、反対側にある筋肉は伸びます。前者を屈筋、後者を伸筋と呼びます（元に戻るときは屈筋が伸び、伸筋が縮む）。また、一つの運動を得るため、複数の筋肉が同じ働きを行なっている場合があります。これを協力筋といいます（逆に反対の作用に働く筋肉は拮抗筋という）。

試験に出る語句

起始と停止
1つの筋肉に対し、相対的に大きく動く側の付着部を停止、小さく動く側の付着部は起始と呼ぶ。肘関節でいえば、上腕側が起始、前腕側が停止になる。

キーワード

腱
筋肉と骨格を連結する密性結合組織。膠原線維が豊富で、断面積1cm²あたり500kgの張力にも耐える強靭性をもつ。弾力性も高い。

筋頭・筋尾・筋腹
骨格筋の中で、起始側を筋頭、停止側を筋尾、その中間を筋腹という。

三頭筋
筋頭が3つある筋肉。上腕三頭筋が代表例。

四頭筋
筋頭が4つある筋肉。大腿四頭筋が代表例。

COLUMN

筋肉のいろいろな補助装置

　筋肉は筋膜という結合組織の膜に包まれています。筋肉を保護するとともに、血管や神経の通り道にもなっています。四肢の筋肉の腱は、滑液を内包した腱鞘という結合組織の袋に保護されています。三角筋などに見られる滑液包も滑液を内包した袋で、筋肉が接する骨や皮膚との摩擦を小さくしています。このほか、腱の走行を変える滑車（骨や軟骨から成る）、腱の中に生じ、かかる圧力を軽くしている種子骨（例：膝蓋骨）があります。

骨と筋のつながり

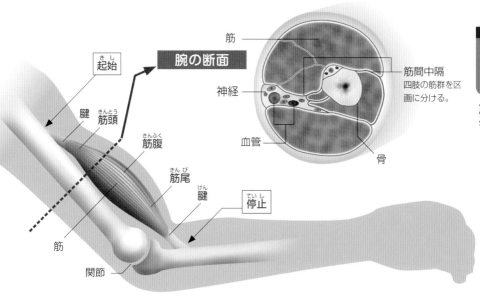

起始

腱 筋頭

筋腹

筋尾

腱

停止

筋

関節

腕の断面

筋

神経

筋間中隔
四肢の筋群を区
画に分ける。

血管

骨

! ワンポイント

協力筋と拮抗筋
一つの運動を起こす際、同じ作用に働く筋肉を協力筋といい、
例えば肘関節では、上腕筋と上腕二頭筋が協力筋の関係にある。
また、一つの運動に際し、反対の作用に働く筋肉を拮抗筋といい、
上腕筋と上腕二頭筋から見た場合、上腕三頭筋は拮抗筋の関係
にある。

複数の筋頭・筋腹を持つ筋肉

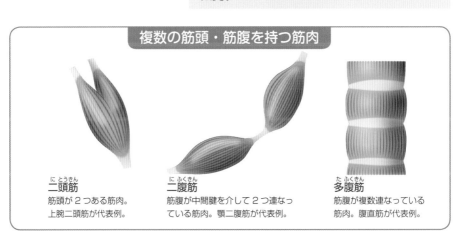

二頭筋
筋頭が2つある筋肉。
上腕二頭筋が代表例。

二腹筋
筋腹が中間腱を介して2つ連なっ
ている筋肉。顎二腹筋が代表例。

多腹筋
筋腹が複数連なっている
筋肉。腹直筋が代表例。

上肢の筋肉と運動

ポイント
- ●上肢の筋肉は、肘関節の屈伸や内側・外側へのひねりなどに働く。
- ●肘関節の屈伸に作用するのは上腕二頭筋、上腕筋、上腕三頭筋。
- ●前腕の筋肉は、大半が手首や手指の動きに関与している。

腕の曲げ伸ばしとひねりに働く筋肉群

　上肢は多様に動くため筋肉の種類は多く、肩や手を含めると30種類を超えます。ここでは上腕と前腕について述べますが、肩や手も含めて総合的に捉えることが肝要です。

　最も重要な筋肉は肘関節の屈伸に関与する筋肉で、上腕浅層にある**上腕二頭筋**と深層の**上腕筋**がこれに当たります。どちらも屈曲時に収縮する屈筋で、伸展時には上腕背

 キーワード

上腕二頭筋と上腕筋
上腕二頭筋は浅層、上腕筋は深層にある。どちらも肘関節の屈伸に直接関与する屈筋。

上腕三頭筋
上腕の背側浅層にある伸筋。肘関節の屈曲時には弛緩し、伸展時には収縮する。

上肢の屈筋

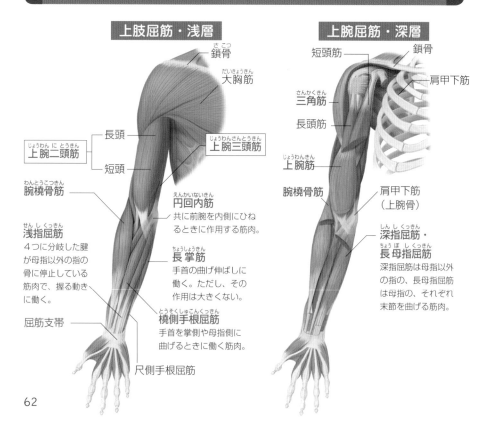

上肢屈筋・浅層

- 鎖骨(さこつ)
- 大胸筋(だいきょうきん)
- 長頭
- 短頭
- 上腕二頭筋(じょうわんにとうきん)
- 上腕三頭筋(じょうわんさんとうきん)
- 腕橈骨筋(わんとうこつきん)
- 円回内筋(えんかいないきん)　共に前腕を内側にひねるときに作用する筋肉。
- 浅指屈筋(せんしくっきん)　4つに分岐した腱が母指以外の指の骨に停止している筋肉で、握る動きに働く。
- 長掌筋(ちょうしょうきん)　手首の曲げ伸ばしに働く。ただし、その作用は大きくない。
- 橈側手根屈筋(とうそくしゅこんくっきん)　手首を掌側や母指側に曲げるときに働く筋肉。
- 屈筋支帯
- 尺側手根屈筋

上腕屈筋・深層

- 短頭筋
- 鎖骨
- 肩甲下筋
- 三角筋(さんかくきん)
- 長頭筋
- 上腕筋(じょうわんきん)
- 腕橈骨筋
- 肩甲下筋(上腕骨)
- 深指屈筋・長母指屈筋(しんしくっきん・ちょうぼしくっきん)　深指屈筋は母指以外の指の、長母指屈筋は母指の、それぞれ末節を曲げる筋肉。

側にある伸筋の上腕三頭筋（じょうわんさんとうきん）が収縮します。上腕二頭筋と上腕三頭筋は三角筋（さんかくきん）とともに肩関節の屈曲にも関係するほか、前腕の回外（かいがい）（外側にひねる動き）にも作用します。特徴的な筋肉では腕橈骨筋（わんとうこつきん）があります。前腕を内側に半ひねりしながら曲げるときに働きます。

　前腕の筋肉は大半が手首や手指の運動に関係します。主なものには、掌（しょう）（手の平）側の浅層にある長掌筋（ちょうしょうきん）、橈側手根屈筋（とうそくしゅこんくっきん）、浅指屈筋（せんしくっきん）、掌側深層の深指屈筋（しんしくっきん）、長母指屈筋（ちょうぼしくっきん）、手背側の浅層にある尺側手根伸筋（しゃくそくしゅこんしんきん）、長橈側手根伸筋（ちょうとうそくしゅこんしんきん）、短橈側手根伸筋（たんとうそくしゅこんしんきん）、総指伸筋（そうししんきん）、小指伸筋（しょうししんきん）、手背側深層の示指伸筋（じししんきん）、長母指伸筋（ちょうぼししんきん）、短母指伸筋（たんぼししんきん）、長母指外転筋（ちょうぼしがいてんきん）などがあります。前腕の回内（かいない）（内側にひねる動き）は円回内筋（えんかいないきん）と方形回内筋（ほうけいかいないきん）が作用します。

キーワード

三角筋
肩関節を覆うように位置し、上腕三頭筋、上腕筋とともに肩関節の屈伸に作用する。投てきスポーツで、鍛えることが重視される筋肉。

メモ

腕橈骨筋
回内しながら前腕を曲げる動きに作用する。ちょうど、ビールジョッキを持ち上げる動きに相当するため、英語で beer raising muscle（ビール持ち上げ筋）と呼ばれる。

3 章

筋系

上肢の伸筋

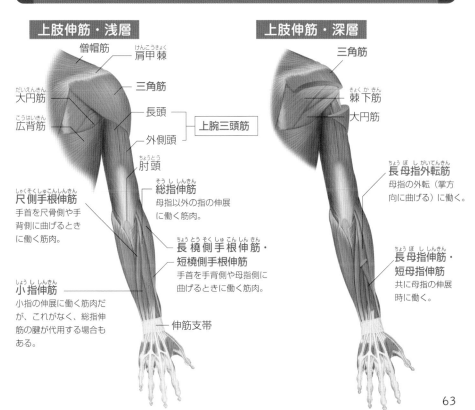

上肢伸筋・浅層

- 僧帽筋
- 肩甲棘（けんこうきょく）
- 三角筋
- 大円筋（だいえんきん）
- 広背筋（こうはいきん）
- 長頭
- 外側頭
- 肘頭（ちょうとう）

[上腕三頭筋]

尺側手根伸筋（しゃくそくしゅこんしんきん）
手首を尺骨側や手背側に曲げるときに働く筋肉。

総指伸筋（そうししんきん）
母指以外の指の伸展に働く筋肉。

長橈側手根伸筋（ちょうとうそくしゅこんしんきん）・
短橈側手根伸筋
手首を手背側や母指側に曲げるときに働く筋肉。

小指伸筋（しょうししんきん）
小指の伸展に働く筋肉だが、これがなく、総指伸筋の腱が代用する場合もある。

伸筋支帯

上肢伸筋・深層

- 三角筋
- 棘下筋（きょくかきん）
- 大円筋

長母指外転筋（ちょうぼしがいてんきん）
母指の外転（掌方向に曲げる）に働く。

長母指伸筋（ちょうぼししんきん）・
短母指伸筋
共に母指の伸展時に働く。

下肢の筋肉と運動

● 下肢の筋肉は、股関節及び膝関節の運動と、足の動きに働く。
● 歩行と直立には、大腿の筋肉のほか、殿部の筋肉も関与する。
● 下腿の筋肉は足の動きに関与する。

「歩く」と「立つ」には、お尻の筋肉も働く

下肢の筋肉は、基本的に前面が伸筋、後面が屈筋です。ここでは下肢帯、大腿、下腿について解説しますが、足と連動していることにも留意する必要があります。

下肢帯の筋肉は、股関節の運動に関与します。**腸腰筋**は屈曲、**大殿筋**は伸展に作用し、**中殿筋**と**小殿筋**は歩くときに接地した足で体重を支える役割を担っています。大殿筋

腸腰筋
腸骨に起始がある腸骨筋と、腰椎に起始がある大腰筋から成る（共に停止は大腿骨）。股関節の屈曲に作用する。

ハムストリングス
大腿二頭筋、半腱様筋、半膜様筋の総称。

下肢の伸筋

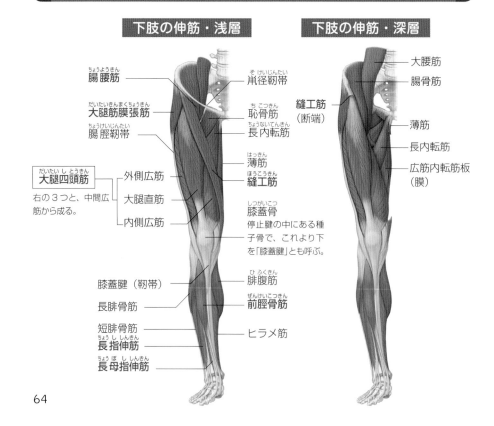

下肢の伸筋・浅層

腸腰筋
大腿筋膜張筋
腸脛靭帯

大腿四頭筋
右の3つと、中間広筋から成る。

外側広筋
大腿直筋
内側広筋

鼡径靭帯
恥骨筋
長内転筋
薄筋
縫工筋
膝蓋骨
停止腱の中にある種子骨で、これより下を「膝蓋腱」とも呼ぶ。

膝蓋腱（靭帯）
長腓骨筋
短腓骨筋
長指伸筋
長母指伸筋

腓腹筋
前脛骨筋
ヒラメ筋

下肢の伸筋・深層

大腰筋
腸骨筋

縫工筋
（断端）

薄筋
長内転筋
広筋内転筋板
（膜）

は股関節の外旋（外側へのひねり）、中殿筋と小殿筋は股関節の外転（股を外側へ開く運動）でも働きます。また、大腿筋膜張筋は直立したときの伸びた膝の固定に作用します。

　大腿の筋肉は、膝関節を屈曲させる筋肉です。伸筋は大腿四頭筋と縫工筋、屈筋はハムストリングスです。大腿四頭筋の一部である大腿直筋は、股関節の屈曲にも働きます。

　下腿の筋肉は、足の運動に関与します。いわゆる"弁慶の泣き所"の外側に並ぶ前脛骨筋、長母指伸筋、長指伸筋は足の背屈（甲側への屈曲）に、また後側に分布する下腿三頭筋、長母指屈筋、後脛骨筋は足の底屈（底側への屈曲）に作用します。

　なお、下腿三頭筋が踵骨に停止する踵骨腱は、アキレス腱の名でも知られています。

メモ

足の動きに関与するその他の筋肉

足の外反（足裏を外側に向ける）には長腓骨筋と短腓骨筋、第三腓骨筋が、足の内反（足裏を内側に向ける）には前脛骨筋、後脛骨筋、長母指屈筋、長指屈筋が働く。

下肢の屈筋

下肢の屈筋・浅層

下肢の屈筋・深層

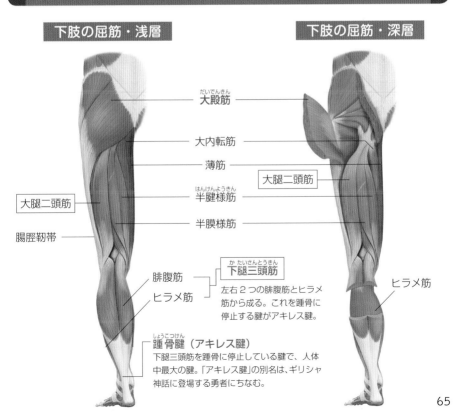

大殿筋

大内転筋

薄筋

大腿二頭筋

半腱様筋

半膜様筋

大腿二頭筋

腸脛靭帯

腓腹筋

ヒラメ筋

下腿三頭筋
左右２つの腓腹筋とヒラメ筋から成る。これを踵骨に停止する腱がアキレス腱。

ヒラメ筋

踵骨腱（アキレス腱）
下腿三頭筋を踵骨に停止している腱で、人体中最大の腱。「アキレス腱」の別名は、ギリシャ神話に登場する勇者にちなむ。

肩の筋肉と運動

- ●肩の筋肉は、腕の運動と肩全体の移動に働く。
- ●肩関節の屈伸には三角筋、肩甲下筋、烏口腕筋などが関与する。
- ●肩全体の上げ下げには、僧帽筋や肩甲挙筋、菱形筋が作用する。

腕を回したり、肩の上げ下げに働く

　肩関節は可動域が大きいだけに、多くの筋肉が関係しています。屈伸に直接かかわる筋肉だけでなく、周辺の筋肉が肩関節の位置をずらし、可動域をより大きくしています。

　屈伸に作用する筋肉には、**三角筋、肩甲下筋、烏口腕筋、棘上筋、棘下筋**があります。肩関節を覆うように位置する三角筋は、前部、外側部、後部に分けられ、それぞれ腕の屈曲、外転、伸展に作用しています。また、肩甲下筋は内旋、烏口腕筋は内転と屈曲、棘上筋は外転、棘下筋は外旋に働きます。さらに**上腕二頭筋**も屈曲に関与しているほか、**大胸筋**が抱きしめ運動（内旋・内転・屈曲）、**広背筋**が背中に腕を回す運動（伸展・内旋・内転）に関与しています。

　肩関節の位置は、連結している肩甲骨が動くことでずれ、可動域が大きくなります。肩甲骨に関与するのは**僧帽筋、前鋸筋、肩甲挙筋、小胸筋、大小の菱形筋**です。これらの筋肉は、肩甲骨を動かすとともに、その固定にも作用します（腕が運動するときは、肩関節の位置が動かないよう、肩甲骨が胸郭に固定される）。僧帽筋と肩甲挙筋、菱形筋は、肩甲骨の挙上、すなわち「肩の持ち上げ」にも働きます。

僧帽筋
頸から両肩、背中に至る大きな筋肉。肩甲骨の挙上に働く際には上方、中央、下方の三方向から肩甲骨を牽引する。

抱きしめ運動
上腕を同時に内旋・内転・屈曲させる運動で、抱きしめる運動に相当する。

前鋸筋
第1～9肋骨と肩甲骨を結ぶ筋肉。肩甲骨を胸郭に固定したり、肩関節を上外方向にずらしたりする際に働く。

肩の動きに関与するその他の筋肉
脇の下には大円筋と小円筋があり、それぞれ上腕の外旋、内転および内旋に作用する。鎖骨関節に働く鎖骨下筋も、肩関節の運動を支持する。

COLUMN 　**肩関節の運動の呼称**

　　肩関節の運動（上腕の運動）は6つに分けられます。屈曲（前方に上げる）、伸展（後方に引く）、内転（上げた腕を体に近づける）、外転（腕を体から離して横に上げる）、内旋（内回しでひねる）、外旋（外回しでひねる）です。屈曲、伸展、外転は合わせて挙上ともいいます。これらに水平屈曲（水平内転とも。水平に上げたまま前方に動かす）や水平伸展（水平外転とも。水平に上げてさらに後方に伸ばす）を加えることもあります。

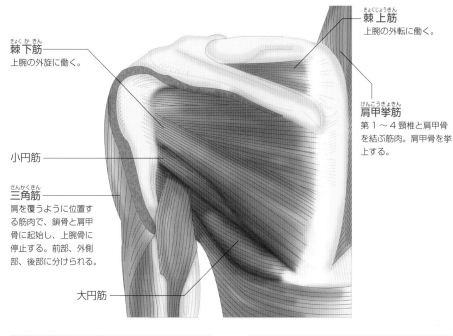

棘上筋
（きょくじょうきん）
上腕の外転に働く。

棘下筋
（きょくかきん）
上腕の外旋に働く。

肩甲挙筋
（けんこうきょきん）
第１〜４頚椎と肩甲骨を結ぶ筋肉。肩甲骨を挙上する。

小円筋

三角筋
（さんかくきん）
肩を覆うように位置する筋肉で、鎖骨と肩甲骨に起始し、上腕骨に停止する。前部、外側部、後部に分けられる。

大円筋

烏口腕筋と腕の内転・内旋

肩甲骨から上腕骨につく肩甲下筋は、内旋に働く。また、烏口腕筋は上腕の内転と屈曲に働く。

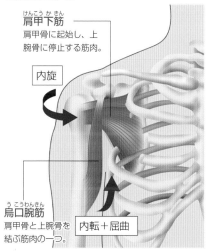

肩甲下筋
（けんこうかきん）
肩甲骨に起始し、上腕骨に停止する筋肉。

内旋

烏口腕筋
（うこうわんきん）
肩甲骨と上腕骨を結ぶ筋肉の一つ。

内転＋屈曲

三角筋と腕の運動（後ろから見た図）

三角筋は前、後、外側に収縮することで、屈曲、外転、伸展する。

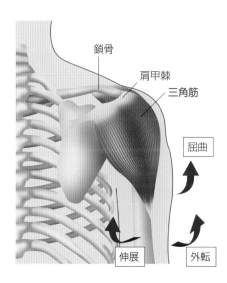

鎖骨

肩甲棘

三角筋

屈曲

伸展

外転

頸部の筋肉と運動

●頸部の筋肉の役割は、首の運動、咀嚼・嚥下、呼吸運動の補助。
●首の運動には胸鎖乳突筋、椎前筋、斜角筋などが作用している。
●咀嚼や嚥下に関与する筋肉は、舌骨上筋と舌骨下筋に大別される。

首の動きだけでなく、食べるときにも働く

　頸部の筋肉は「首を動かす」「咀嚼・嚥下に働く」「呼吸運動をサポートする」といった役割を担っています。

　「首を動かす筋肉」には胸鎖乳突筋、椎前筋、斜角筋、板状筋、半棘筋、後頭下筋があります。胸鎖乳突筋は首の運動に働く代表的な筋肉で、あごを引く、首をかしげるといった動きに関与します。4つの筋肉から成る椎前筋と3つの筋肉から成る斜角筋は、首の前屈や回旋に働きます。板状筋と半棘筋は、首が前に傾かないよう固定する役割を担うとともに、後屈にも作用します。後頭下筋は首の後屈や回旋に働きます。後屈には僧帽筋も関与しています。

　咀嚼と嚥下に関係するのは、あごや舌を動かす筋肉と喉頭を動かす筋肉で、あご下にある舌骨を境にして、舌骨上筋と舌骨下筋に大別されます。舌骨上筋は4種あり、咀嚼や舌と口腔底を挙上して咀嚼物を咽頭へ送る働きをします。舌骨下筋（4種）は喉頭を挙上して嚥下を助けるほか、気道への誤嚥防止や発声にも関与しています。

　首を動かす3つの斜角筋には、胸郭を持ち上げる働きもあります。呼吸活動のサポートを行なっているわけです。

キーワード

椎前筋
頸椎の前面にある、頸長筋、頭長筋、前頭直筋、外側頭直筋の総称。

板状筋・半棘筋
頭部の前傾を防止する役割を担う。

後頭下筋
"うなじ"にある、大後頭直筋、小後頭直筋、上頭斜筋、下頭斜筋の総称。

舌骨上筋
下顎骨と舌骨をつなぐ、顎二腹筋、茎突舌骨筋、顎舌骨筋、オトガイ舌骨筋の4種。咀嚼と嚥下に働く。

舌骨下筋
舌骨の下にあって、舌骨や喉頭を動かすことで、嚥下や発声に関与する。胸骨甲状筋、甲状舌骨筋、胸骨舌骨筋、肩甲舌骨筋の四種。

COLUMN

首筋の三角

　首を左右にひねると、のど元から耳の後ろにかけて大きな筋が現れます。胸鎖乳突筋です。これと下あごの縁、のどの正中線のそれぞれに囲まれた三角形のエリアは「前頸三角」と呼ばれます。この一部を成す、胸鎖乳突筋と顎二腹筋の後腹、肩甲舌骨筋が描く三角形は「頸動脈三角」と呼ばれます。ここは総頸動脈が内頸動脈と外頸動脈に分岐する位置に当たり、触れると強い拍動が感じられます。そのため脈拍の計測に使われます。

頸部の筋肉

頸部の筋は、頸部を動かしたり固定したりする筋、咀嚼や嚥下に働く筋、呼吸運動を補助する筋がある。

舌骨上筋・舌骨下筋

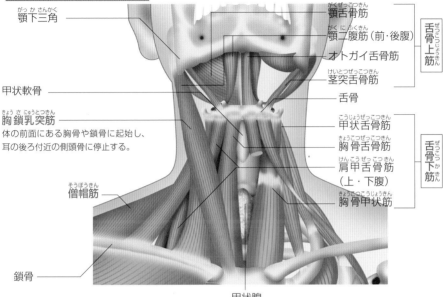

顎下三角

顎舌骨筋（がくぜっこつきん）

顎二腹筋（前・後腹）（がくにふくきん）

オトガイ舌骨筋

茎突舌骨筋（けいとつぜっこつきん）

舌骨

甲状軟骨

胸鎖乳突筋（きょうさにゅうとつきん）
体の前面にある胸骨や鎖骨に起始し、耳の後ろ付近の側頭骨に停止する。

甲状舌骨筋（こうじょうぜっこつきん）

胸骨舌骨筋（きょうこつぜっこつきん）

肩甲舌骨筋（けんこうぜっこつきん）
（上・下腹）

僧帽筋（そうぼうきん）

胸骨甲状筋（きょうこつこうじょうきん）

鎖骨

甲状腺

舌骨上筋（ぜっこつじょうきん）

舌骨下筋（ぜっこつかきん）

椎前筋・斜角筋

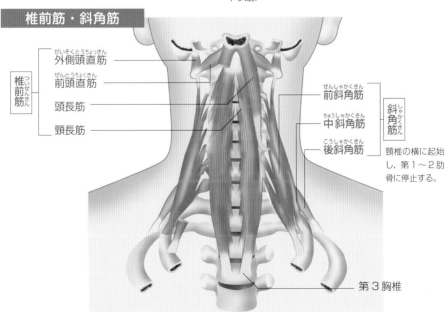

椎前筋（ついぜんきん）

外側頭直筋（がいそくとうちょっきん）

前頭直筋（ぜんとうちょくきん）

頭長筋

頸長筋

前斜角筋（ぜんしゃかくきん）

中斜角筋（ちゅうしゃかくきん）

後斜角筋（こうしゃかくきん）

斜角筋（しゃかくきん）

頸椎の横に起始し、第1～2肋骨に停止する。

第3胸椎

筋系 背部の筋肉と運動

ポイント
- ●背部の筋肉は、上肢の運動、呼吸運動の補助、脊柱の運動を担う。
- ●上肢の運動には浅層の筋肉、呼吸運動には中層の筋肉が関与する。
- ●脊柱の運動に作用する深層の筋肉を、特に「固有背筋」と呼ぶ。

背中の浅い場所にある筋肉は腕の運動に働く

　背部の筋肉も多様ですが、役割から「上肢の運動に働く」「呼吸運動を補助する」「脊柱の運動に作用する」の３つのグループに分けられます。それぞれの役割を担う筋肉は、浅層、中層、深層で明確に分かれているのが特徴です。

　上肢の運動に関係する筋肉は浅層に分布しています。肩甲骨や鎖骨につながる僧帽筋、肩甲挙筋、前鋸筋、菱形筋で（P.62、P.66 参照）、上腕骨に接続する広背筋もこのグループに属します。

　呼吸運動にかかわる筋肉は中層にあります。肋骨に付着する上後鋸筋と下後鋸筋で、胸郭の上げ下げに関与します。

「固有背筋」は脊柱の運動と支持に作用する

　脊柱の動きに関与するのは深層にある筋肉群です。これらは、本来の目的を担う背筋という意味から総称して固有背筋といいます。固有背筋は長背筋と短背筋に大別され、さらに長背筋は板状筋（頭板状筋と頸板状筋）と、脊柱起立筋に分けられます。脊柱起立筋は、脊柱関節を伸展させて脊柱全体を起こす働きを担い、脊柱に沿って縦に延びているので体表からも確認できます。腸肋筋、最長筋、棘筋がこれに該当します。短背筋は長背筋よりも内側にあり、横突棘筋、棘間筋、横突間筋、後頭下筋から成ります。横突棘筋は半棘筋、多裂筋、回旋筋から成り、多裂筋は椎骨を固定する最も重要な筋肉といわれます。

　固有背筋の大半は左右で対を成し、同時に作用すると伸展になりますが、片側だけだと側屈や回旋になります。

試験に出る語句

脊柱起立筋
脊柱の直立を支える筋。腸肋筋、最長筋、棘筋が該当する。

キーワード

広背筋
胸椎から仙骨及び腸骨に起始し、上腕骨に停止する大きな筋肉。背中に手を回す運動などに関与する。

上後鋸筋・下後鋸筋
上後鋸筋は上部の肋骨と脊柱を、下後鋸筋は下部の肋骨と脊柱を連結する。

板状筋
頭板状筋と頸板状筋があり、それぞれ頸椎と胸椎に起こり、側頭骨と後頭骨及び頸椎に停止する。

棘間筋
隣接する椎骨の棘突起同士を結ぶ筋肉。

横突間筋
隣接する椎骨の横突起同士を結ぶ筋肉。

メモ

横突棘筋
隣接する椎骨の横突起と棘突起を結ぶ筋肉で、半棘筋、多裂筋、回旋筋がある。さらにそれぞれ、胸、頸、頭の３つに細分される。

背部の筋肉

背部の筋肉には、上肢の運動に働く筋、呼吸運動を補助する筋、脊柱の運動を行なう筋の3つがあります。

上後鋸筋・下後鋸筋（中層）

上後鋸筋は上部の肋骨と脊柱を、下後鋸筋は下部の肋骨と脊柱を連結し、肋骨を動かす。

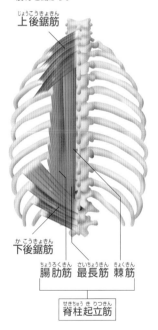

上後鋸筋（じょうこうきょきん）

下後鋸筋（かこうきょきん）

腸肋筋（ちょうろくきん） 最長筋（さいちょうきん） 棘筋（きょくきん）

脊柱起立筋（せきちゅうきりつきん）

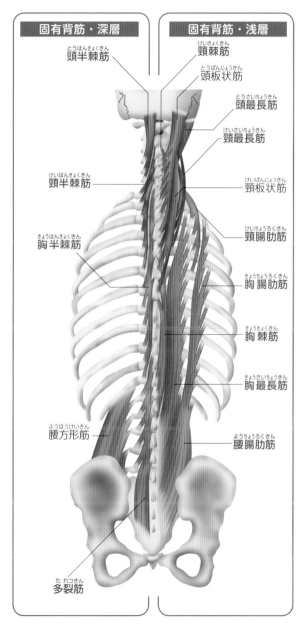

固有背筋・深層

頭半棘筋（とうはんきょくきん）

頸半棘筋（けいはんきょくきん）

胸半棘筋（きょうはんきょくきん）

腰方形筋（ようほうけいきん）

多裂筋（たれつきん）

固有背筋・浅層

頸棘筋（けいきょくきん）

頭板状筋（とうばんじょうきん）

頭最長筋（とうさいちょうきん）

頸最長筋（けいさいちょうきん）

頸板状筋（けいばんじょうきん）

頸腸肋筋（けいちょうろくきん）

胸腸肋筋（きょうちょうろくきん）

胸棘筋（きょうきょくきん）

胸最長筋（きょうさいちょうきん）

腰腸肋筋（ようちょうろくきん）

3章

筋系

71

手足の筋肉と運動

- ●手指と足趾の筋肉は、つくりが共通しているものが多い。
- ●手で物をつかむことができるのは、母指と小指の対立筋が働くから。
- ●足趾には対立筋がないため、手のように物をつかむことができない。

精密な動きを実現させる手指の筋肉

　P.62でも述べたように、手は前腕の筋肉につながっていますが、ここでは手指の動きに働く筋肉群（起始と停止が手の中にあるため手内筋と呼ぶ）について解説します。これらは手指の精緻な動きを実現させています。

　手内筋を構成するのは母指球筋、小指球筋、虫様筋、骨間筋などで、いずれも手指の関節に働く筋肉です（母指球、小指球とは、母指と小指それぞれの根元の膨らみをいう）。母指球筋は母指対立筋、短母指屈筋、母指内転筋、短母指外転筋から成ります。特に母指対立筋と短母指外転筋は重要で「物をつまむ」という行為に密接に関与しています。小指球筋は小指対立筋、小指外転筋、短小指屈筋から成り（内転筋がないのが特徴）、虫様筋は母指以外の指の屈伸に働きます。骨間筋には掌側骨間筋と背側骨間筋があり、前者は手のひらを閉じる、後者は手のひらを開く運動に働きます。

足底の筋肉は運動性よりも安定性を優先

　足の筋肉は足背筋と足底筋に大別されます。足背筋は短趾伸筋と短母趾伸筋の2つですが、足底筋は多くが手内筋に共通し、同様に母趾球筋（母趾外転筋、短母趾屈筋、母趾内転筋）と小趾球筋（小趾外転筋、短小趾屈筋）、虫様筋、骨間筋があります。ただ、母趾対立筋と小趾対立筋がないため、手のように物をつかむことはできません。このほか、短趾屈筋、足底方形筋などがありますが、総じて足趾に関連する筋肉は運動性に乏しく、むしろ、体を支えられるように足を安定させる役割をメインにしているといえます。

 試験に出る語句

母指球筋（手）
母指対立筋、短母指屈筋、母指内転筋、短母指外転筋から成り、母指球を形成する。

 キーワード

母指対立筋・母指外転筋（手）
母指の回旋、外転、屈曲に作用する筋肉で、物をつまむ運動に密接に関係する。

小指球筋（手）
小指対立筋、小指外転筋、短小指屈筋から成り、小指球を形成する。

骨間筋（手）
掌側骨間筋と背側骨間筋があり、手指の外転（手の平を開く）と内転（手の平を閉じる）に働く。

母趾球筋（足）
母趾外転筋、短母趾屈筋、母趾内転筋から成る。手の母指球筋と異なり、対立筋がない。

小趾球筋（足）
小趾外転筋、短小趾屈筋から成る。手の小指球筋と異なり、対立筋がない。

手指の筋

手のひら（内側）

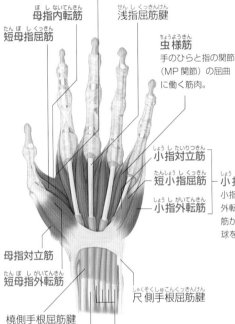

第一背側骨間筋
はいそくこっかんきん

母指内転筋
ぼ し ないてんきん

短母指屈筋
たん ぼ し くっきん

浅指屈筋腱
せん し くっきんけん

虫様筋
ちょうようきん
手のひらと指の関節
（MP 関節）の屈曲
に働く筋肉。

小指対立筋
しょう し たいりつきん

短小指屈筋
たんしょう し しくっきん

小指外転筋
しょう し がいてんきん

小指球筋
しょう し きゅうきん
小指対立筋、小指
外転筋、短小指屈
筋から成り、小指
球を形成する。

母指対立筋

短母指外転筋
たん ぼ し がいてんきん

橈側手根屈筋腱

浅指屈筋腱

長母指屈筋腱
ちょう ぼ し くっきんけん

尺側手根屈筋腱
しゃくそくしゅこんくっきんけん

手の甲（外側）

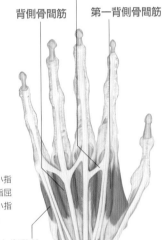

指伸筋の腱間結合
し しんきん けんかんけつごう

背側骨間筋

第一背側骨間筋

小指外転筋
しょう し がいてんきん
小指を環指から
離す動きで働く。

短母指伸筋腱
たん ぼ し しんきんけん

長母指伸筋腱
ちょう ぼ し しんきんけん

尺側手根伸筋腱

小指伸筋腱

総指伸筋腱

尺骨

趾（あしゆび）の筋

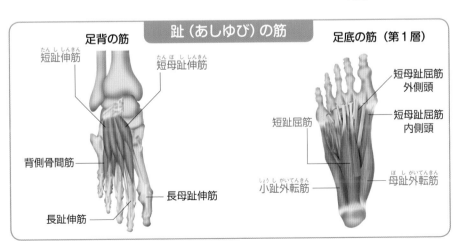

足背の筋

短趾伸筋
たん し しんきん

短母趾伸筋
たん ぼ し しんきん

背側骨間筋

長母趾伸筋

長趾伸筋

足底の筋（第１層）

短母趾屈筋
外側頭

短母趾屈筋
内側頭

短趾屈筋

小趾外転筋

母趾外転筋
ぼ し がいてんきん

筋系

顔の筋肉と運動

ポイント
- ●頭部の筋肉は、表情筋（顔面筋）と咀嚼筋に大別される。
- ●皮膚を動かす表情筋は、骨格筋と分けて「皮筋」とする分類もある。
- ●咀嚼筋は4種類あり、下顎骨の運動に関与している。

喜怒哀楽の気持ちは表情筋が表している

　見出しは「顔の筋肉」としましたが、顔面の動きは側頭部などの筋肉も関係するので、厳密にいえば「頭部の筋肉」が適当です。大きく分けて**表情筋（顔面筋）**と**咀嚼筋**があり、どちらも発生学的には水棲動物の鰓に由来しています。

　顔面に広く分布する表情筋は、骨ではなく皮膚を動かすので、骨格筋とは分けて**皮筋**とする考え方もあります。前頭部と後頭部の筋肉（**前頭筋、後頭筋**）、耳周辺の筋肉（**耳介筋**）、目の周りの筋肉（**眼輪筋、皺眉筋、鼻根筋**）、鼻の筋肉（**鼻筋**）、口の周辺の筋肉（**口輪筋、大頬骨筋、小頬骨筋、上唇挙筋、口角下制筋、頬筋**）、下あごから頸部の前面を覆う筋肉（**広頸筋**）があります。頭頂部は筋肉がなく、前頭筋と後頭筋をつなぐ**帽状腱膜**が覆っています。

　咀嚼筋は下顎骨を動かし、食物の咀嚼に働く筋肉で、顔面横から側頭部にかけて分布しています（咀嚼時にこめかみが動くことでも確認できる）。**咬筋**（歯を食いしばるときに働く）、**側頭筋**（下顎骨を引き上げる）、**外側翼突筋**と**内側翼突筋**（ともに下顎骨を前後左右に動かす）があります。内・外翼突筋は、すり合わせ（臼磨運動）に関与します。

キーワード

前頭筋・帽状腱膜・後頭筋
前頭部から頭頂を経て後頭部を覆っている。収縮すると、額にしわをつくる。

皺眉筋
眉間にある筋肉。収縮させると眉間にしわが寄る。

鼻根筋
鼻根にしわをつくる筋肉。

小頬骨筋・上唇挙筋
どちらも、泣くときに上唇を持ち上げる筋肉。

口角下制筋・頬筋
口角下制筋は口角を下げる筋肉。頬筋は口角を横に広げる筋肉。

耳介筋
前耳介筋、上耳介筋、後耳介筋の3つがある。本来は耳介を動かし、外耳口を開閉する役割を担う筋肉だが、ヒトでは退化している。

Athletics Column

表情筋トレーニングはしわを防ぐ？

　表情筋は顔の皮膚とつながっているので、美容に関連付けた説が提唱されるのは、ある意味当然でしょう。近年は「表情筋トレーニング」が話題になりました。表情筋を鍛えると加齢によるしわの増加を抑制できるとするもので、オーバーな表情の繰り返し、舌で頬の内側全体を押すなどの方法があるようです。医学的な裏付けがあるわけではありませんが、どの筋肉も加齢とともに衰えることを考えると、理にかなっているともいえそうです。

顔の筋肉

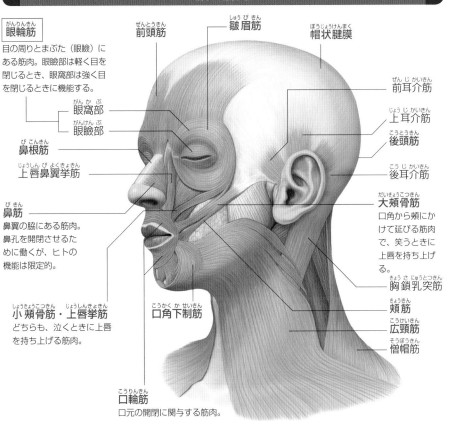

眼輪筋（がんりんきん）
目の周りとまぶた（眼瞼）にある筋肉。眼瞼部は軽く目を閉じるとき、眼窩部は強く目を閉じるときに機能する。

前頭筋（ぜんとうきん）

皺眉筋（しゅうびきん）

帽状腱膜（ぼうじょうけんまく）

眼窩部（がんかぶ）
眼瞼部（がんけんぶ）

鼻根筋（びこんきん）

上唇鼻翼挙筋（じょうしんびよくきょきん）

鼻筋（びきん）
鼻翼の脇にある筋肉。鼻孔を開閉させるために働くが、ヒトの機能は限定的。

前耳介筋（ぜんじかいきん）

上耳介筋（じょうじかいきん）

後頭筋（こうとうきん）

後耳介筋（こうじかいきん）

大頬骨筋（だいきょうこつきん）
口角から頬にかけて延びる筋肉で、笑うときに上唇を持ち上げる。

胸鎖乳突筋（きょうさにゅうとつきん）

頬筋（きょうきん）

広頸筋（こうけいきん）

僧帽筋（そうぼうきん）

小頬骨筋・上唇挙筋（しょうきょうこつきん・じょうしんきょきん）
どちらも、泣くときに上唇を持ち上げる筋肉。

口角下制筋（こうかくかせいきん）

口輪筋（こうりんきん）
口元の開閉に関与する筋肉。

咀嚼筋

下顎骨を動かすことで咀嚼を行なう。

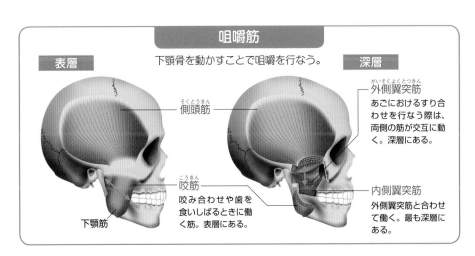

表層

側頭筋（そくとうきん）

咬筋（こうきん）
咬み合わせや歯を食いしばるときに働く筋。表層にある。

下顎筋

深層

外側翼突筋（がいそくよくとつきん）
あごにおけるすり合わせを行なう際は、両側の筋が交互に動く。深層にある。

内側翼突筋
外側翼突筋と合わせて働く。最も深層にある。

胸腹部の筋肉と運動

> **ポイント**
> ●体幹表層の大きな筋肉は、体腔を防御する体壁として機能している。
> ●胸壁をつくる筋肉は、胸郭を動かし、呼吸運動に関与している。
> ●腹壁をつくる筋肉は、腹圧を調節し、排便や呼吸運動を促している。

防御壁としての役割と呼吸を補助する役割

　体幹の表面は大胸筋、前鋸筋、広背筋などの大きな筋肉で覆われています。これらの筋肉の最大の役割は体壁です。内臓が入る体腔の"防御壁"として機能しているわけです。

　体腔は胸腔と腹腔に大きく分けられます。胸腔は肺や心臓を格納した胸郭を収めていますが、深層の筋肉でできた胸壁で囲まれています（前胸壁、側胸壁、後胸壁に分けられる）。これらをつくる筋肉は、肋骨の間に延びる肋間筋や、前胸壁内面の胸横筋、脊柱起立筋の内側にある肋骨挙筋などで、いずれも胸郭を動かし、呼吸運動に関与しています。

　胸郭より下の腹腔も腹壁で囲まれています（前腹壁、側腹壁、後腹壁に分けられる）。前腹壁は前腹筋（腹直筋）、側腹壁は側腹筋（外腹斜筋、内腹斜筋、腹横筋）、後腹壁は後胸壁へと続く固有背筋、大腰筋、腰方形筋から成ります。これらの筋肉は、腹部の内臓を保護するほか、腹腔内の圧力（腹圧）を調節して排便や呼吸運動を促したり、脊柱の運動をサポートしたりする役割を担っています。

　ちなみに、筋肉トレーニングを行なう人の多くが目標とする「割れた腹筋（通称・シックスパック）」は腹直筋です。

キーワード

大胸筋
体幹の前面上部を覆う大きな筋肉。鎖骨、胸骨、肋骨などに起始し、上腕骨に停止する。体壁をつくるとともに、上腕の抱きしめ運動で働く。

肋間筋
肋骨の間（肋間隙）の筋肉。外肋間筋、内肋間筋、最内肋間筋の３つに分けられる。肋骨の運動に関与し、外肋間筋は吸気に、内肋間筋と最内肋間筋は呼気に働く。

胸横筋
胸骨と第２〜６肋軟骨をつなぐ筋肉で、呼気に働く。

肋骨挙筋
外肋間筋の背側、脊柱起立筋の深層にあり、吸気に働く。

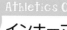

Athletics Column

インナーマッスルはどこにある？

　近年「インナーマッスル」という語をよく耳にします。直訳すれば「深層の筋肉」ですが、筋力トレーニングでは、体幹の深層筋を指し示すことが多いようです。ただ、どの筋肉のことなのか明確な定義はなく、漠然と「鍛えにくい深層の小さな筋肉」の意で使われています（大腰筋や棘上筋、棘下筋、肩甲下筋などを指すことが多い）。これらを鍛えれば、姿勢や歩行が矯正され、筋力を効率よく使えるようになるといわれています。

胸腹部の筋

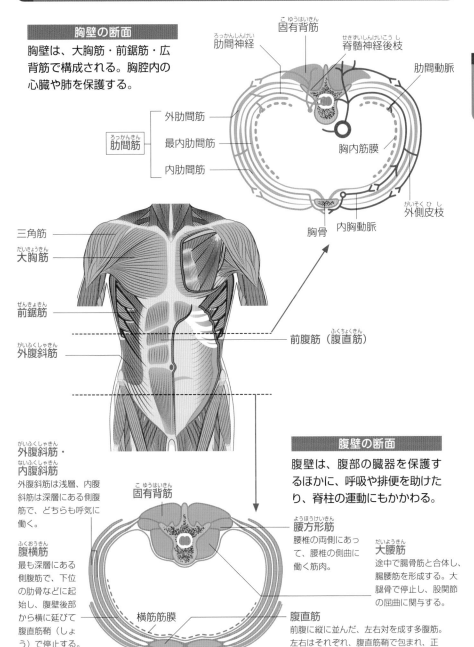

胸壁の断面

胸壁は、大胸筋・前鋸筋・広背筋で構成される。胸腔内の心臓や肺を保護する。

肋間神経（ろっかんしんけい）

固有背筋（こゆうはいきん）

脊髄神経後枝（せきずいしんけいこうし）

肋間動脈

外肋間筋

肋間筋（ろっかんきん）
- 最内肋間筋
- 内肋間筋

胸内筋膜

外側皮枝（がいそくひし）

胸骨

内胸動脈

三角筋

大胸筋（だいきょうきん）

前鋸筋（ぜんきょきん）

外腹斜筋（がいふくしゃきん）

前腹筋（腹直筋）（ふくちょくきん）

外腹斜筋・内腹斜筋
（がいふくしゃきん・ないふくしゃきん）

外腹斜筋は浅層、内腹斜筋は深層にある側腹筋で、どちらも呼気に働く。

腹横筋
（ふくおうきん）

最も深層にある側腹筋で、下位の肋骨などに起始し、腹壁後部から横に延びて腹直筋鞘（しょう）で停止する。呼気に働く。

固有背筋（こゆうはいきん）

腹壁の断面

腹壁は、腹部の臓器を保護するほかに、呼吸や排便を助けたり、脊柱の運動にもかかわる。

腰方形筋
（ようほうけいきん）

腰椎の両側にあって、腰椎の側曲に働く筋肉。

大腰筋
（だいようきん）

途中で腸骨筋と合体し、腸腰筋を形成する。大腿骨で停止し、股関節の屈曲に関与する。

横筋筋膜

腹直筋

前腹に縦に並んだ、左右対を成す多腹筋。左右はそれぞれ、腹直筋鞘で包まれ、正中線（白線）でつながっている。

「五臓六腑」とは何を指すか

　「五臓六腑に染み渡る」という慣用表現があります。この場合の「五臓六腑」は「お腹の中」の意味ですが、「五臓」と「六腑」は具体的に何を指すのでしょう？

　「臓」は「蔵」と「にくづき」の組み合わせであることから類推できるように、内部に「血」や「気」をため込む部分で「肝」「心」「脾」「肺」「腎」の５つをいいます。これらは字面からも、現在の「肝臓」「心臓」「脾臓」「肺」「腎臓」に当てはまることが分かるでしょう。一方「腑」は、内部が空洞になっている構造で「胆」「小腸」「胃」「大腸」「膀胱」「三焦」の６つをいいます。こちらもそのまま現在の臓器名に当てはまりますが（「胆」は胆嚢）、「三焦」だけは直接該当する臓器が見当たりません。じつは「三」という数を冠していることから分かるように、さらに「上焦」「中焦」「下焦」の３つに細分されます。それぞれが何に当たるかは諸説あり、ある辞書では「胃の上部」「胃の下部」「膀胱」と説明されていますが、あるところでは「リンパ管」としたり、「働きを指すもので、実体を伴うものではない」とする説があったりとハッキリしません。「焦」の字が表すように「生命のエネルギーを燃やす場所」という意味があるようです。

　いずれにせよ、「五臓六腑」は「陰陽五行説」に基づく伝統的な漢方医学における概念であり、現代医学にそのまま当てはめるのは適切ではないのでしょう。

4章

消化器系

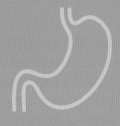

消化器系

消化器系の概要

ポイント
- ●食物の消化と栄養分の吸収に働く器官全体を消化器系という。
- ●消化器系は消化管と付属器に大別される。
- ●消化管は粘膜、筋層、外膜の3層構造になっている。

「消化管」は栄養の摂取に働く1本の管

　生命活動を維持するためには、外部から栄養分を摂取しなければなりません。そのための諸器官が消化器系です。

　消化器系のメインとなる器官は消化管です。食べ物の消化と栄養分の吸収に働く器官は連続しており、1本の管として見ることができるため、こう呼ばれます。具体的には、口（口腔）から取り入れられた食物は、食道を通って胃、さらに小腸に到達します。この間に食物は消化され、栄養分が吸収されます。そして大腸で水分が吸収され、"残りかす"が便として体外に排出されます。この間になされる働きを細分すると、咀嚼（食べ物をかみ砕き、すり潰す）、嚥下（飲み込む）、消化（分解する）、吸収（栄養分を体内に取り入れる）、排便（便を体外に排出する）となります。

「付属器」は消化管の働きをサポートする

　消化管の壁は、内側から粘膜、筋層、外膜の3層構造になっていますが、各層はさらに複数の層に分けられます。まず粘膜は粘膜上皮、粘膜固有層、粘膜筋板、粘膜下層から成ります。筋層は内輪層、外縦層の2層が基本ですが、胃だけは3層構造になっています（P.88参照）。また、腹部消化管の外膜表面は漿膜（腹膜）で覆われています。

　消化管の働きを助ける付属器も消化器系に含まれます。具体的には、唾液腺（耳下腺、舌下腺、顎下腺）や、肝臓、胆嚢、膵臓（以上を消化腺と呼ぶ）、歯、舌などです。消化腺は独立した器官としてだけでなく、消化管の粘膜にも存在しています（食道腺、胃腺、腸腺、舌腺、口唇腺など）。

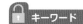

キーワード

粘膜
粘膜上皮（上皮組織）、粘膜固有層（結合組織）、粘膜筋板（平滑筋の薄層）、粘膜下層（結合組織）から成る膜状の組織で、色素がないため、血管が透けて見える。粘液の分泌により、表面は常に湿潤である。

筋層
消化管に蠕動を起こす平滑筋の層は、内輪層（環状筋から成る）と外縦層（縦走筋から成る）の2層構造が基本。胃の上部は3層（内斜層、中輪層、外縦層）になっている。

外膜
最も外側を覆う結合組織の膜。胃や小腸など腹部の消化管は漿膜（腹膜）が覆っている。

消化器の概略図

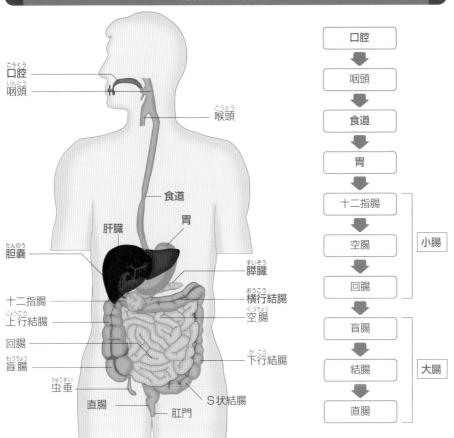

口腔（こうくう）
咽頭（いんとう）
喉頭（こうとう）
食道
肝臓
胃
胆嚢（たんのう）
膵臓（すいぞう）
十二指腸
横行結腸（おうこう）
上行結腸（じょうこう）
空腸（くうちょう）
回腸
下行結腸（かこう）
盲腸（もうちょう）
虫垂（ちゅうすい）
S状結腸
直腸
肛門

口腔 → 咽頭 → 食道 → 胃 → 十二指腸 → 空腸 → 回腸 ┤小腸
→ 盲腸 → 結腸 → 直腸 ┤大腸

消化器壁の構造

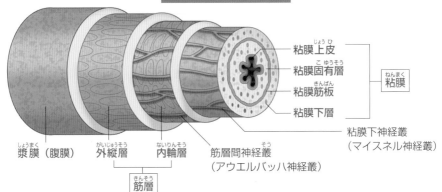

粘膜上皮（じょうひ）
粘膜固有層（こゆうそう）
粘膜筋板（きんばん）
粘膜下層
粘膜（ねんまく）
粘膜下神経叢（マイスネル神経叢）
筋層間神経叢（そう）（アウエルバッハ神経叢）
漿膜（腹膜）（しょうまく）
外縦層（がいじゅうそう）
内輪層（ないりんそう）
筋層（きんそう）

口腔

ポイント

●口腔は消化管の入り口で、咀嚼に働く。

●唾液の大半は三大唾液腺（耳下腺、舌下腺、顎下腺）から分泌される。

●唾液に含まれる消化酵素アミラーゼは、糖質を麦芽糖に分解する。

複雑な構造の「口」

　口腔は消化器系の入り口に当たる器官で、食べ物の咀嚼で働きます。下顎の上下運動による**かみ砕き**と前後左右の運動による**すり潰し**、**舌**などによる**混ぜ合わせ**の組み合わせで、消化の初期段階が行なわれます。その際には、デンプンが唾液によって麦芽糖（マルトース）に分解されます。

　口腔は**歯列**を境に**口腔前庭**（前側）と**固有口腔**（内側）に大別されます。口腔前庭を体外と隔てているのは**口唇**で、その間を**口裂**、左右端を**口角**と呼びます。固有口腔は天井部の**硬口蓋**や**軟口蓋**、床部の舌、両側面の頬によって形成されています（P.107 参照）。**口蓋垂**（のどちんこ）が特徴的な軟口蓋は、後端の**口蓋帆**が咽頭との間を区切り、その両側に**口蓋扁桃**（いわゆる扁桃腺）が位置しています。

唾液にも粘るものと粘らないものがある

　咀嚼で大きな役割を果たす唾液は、口腔内に放出口を持つ**唾液腺**から分泌されます。唾液腺は口唇や舌にもありますが（口唇腺・舌腺）、約 95％は**耳下腺、舌下腺、顎下腺**の、いわゆる**大唾液腺（三大口腔腺）**から分泌されます。各腺の唾液は性質や組成が異なり、例えば舌下腺の唾液はムチンという糖たんぱくを豊富に含むネバネバの粘液ですが、耳下腺の唾液はこれを含まないサラサラの**漿液**です。一日に分泌される唾液は 1.0 ～ 1.5 ℓ に達します。

　唾液にはいくつかの**消化酵素**が含まれますが、主要な成分はアミラーゼで、耳下腺や顎下腺の唾液に豊富です。デンプンなどの糖質を麦芽糖に分解します。

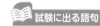

試験に出る語句

耳下腺
大唾液腺（三大口腔線）の一つ。耳下腺の唾液はムチンを含まないサラサラの漿液で、消化酵素の主要成分であるアミラーゼが豊富に含まれる。

口蓋帆
軟口蓋の後端部分で、両側は二重のひだ（口蓋舌弓と口蓋咽頭弓）を成す。口蓋扁桃は、この間に位置する。

キーワード

舌下腺
舌下のひだにあり、三大唾液腺の中では最も小さい。分泌する唾液はムチンを多く含み、粘性が高い。唾液全体の 7 ～ 8％を占める。

顎下腺
舌下腺の奥および下層に、左右一対ある。分泌する唾液は全体の約65％を占め、粘液と漿液の混合だが、粘性がやや高い。アミラーゼのほか、殺菌物質として働くペルオキシターゼやリゾチームも含む。

アミラーゼ
デンプンなどの糖質を麦芽糖（マルトース）に分解する消化酵素。史上初めて単離された酵素でもある（1833 年）。α、β、グルコ、イソの４種類がある。

口腔の構造

消化管の入り口である口腔では、かみ砕き、すり潰し、混ぜ合わせといった複雑な運動が行なわれます。

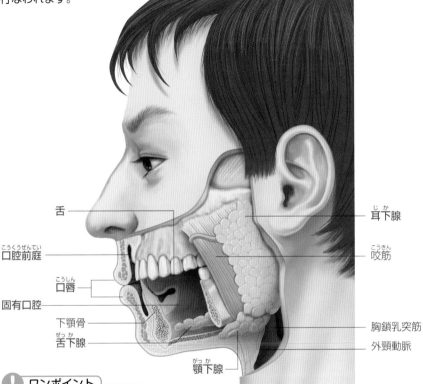

舌

口腔前庭 (こうくうぜんてい)

口唇 (こうしん)

固有口腔

下顎骨

舌下腺 (ぜっか)

顎下腺 (がっか)

耳下腺 (じか)

咬筋 (こうきん)

胸鎖乳突筋

外頸動脈

！ ワンポイント

耳下腺
耳介の前方下に位置する唾液腺。分泌される唾液は全体の約20％を占める（アミラーゼが豊富だが、ムチンは含まない漿液）。ここがウイルスに感染すると炎症を起こして腫れ「おたふく風邪」になる。

口蓋扁桃
口蓋舌弓と口蓋咽頭弓の間にある扁桃（形状がアーモンドに似ているため、この名がある）で、侵入した菌などに対する防御機能を担う。ちなみに純粋なリンパ節ではないので、現在は「扁桃腺」と呼ばない。

口唇

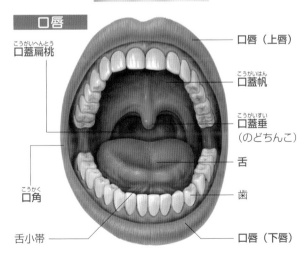

口蓋扁桃 (こうがいへんとう)

口角 (こうかく)

舌小帯

口唇（上唇）

口蓋帆 (こうがいはん)

口蓋垂 (こうがいすい)（のどちんこ）

舌

歯

口唇（下唇）

歯

 ポイント

- 小児期に乳歯が生えそろった後、順次、永久歯に生え替わる。
- 切歯、犬歯、小臼歯、大臼歯の計32本が基本だが、欠損する場合も。
- 基本的な内部構造は、エナメル質と象牙質の2層から成る。

上下32本が基本だが、これに満たない場合も

歯は咀嚼に直接働く消化管の付属器です。まず、生後半年から3歳までの間に上下20本の乳歯が生えそろい、その後、順次、永久歯に生え替わっていきます。永久歯は、前から順に切歯（上下に計8本）、犬歯（上下左右に計4本）、小臼歯（上下左右に計8本）、大臼歯（上下左右に計12本）の計32本で構成されるのが基本ですが、最も奥にあって成人後に生える第3大臼歯（いわゆる「親知らず」）は、口腔内に露出せずに歯槽（下顎骨の一部）の中に留まり（埋伏歯）、全く生えないケースも珍しくありません。

歯の構造は、外部的には歯冠（歯肉からの露出部分）、歯頸（歯冠と歯根の境界に当たる歯肉に囲まれた部分）、歯根（歯槽に埋もれている部分）に分けられます。内部的には、外側からエナメル質と象牙質から成ります。エナメル質はリン酸カルシウムを主成分とする、人体で最も硬いつくりです。象牙質はカルシウム塩などから成り、深部には血管やリンパ管、神経が通る歯髄腔があります。また、歯根の境界面は薄い骨質（セメント質）に覆われ、歯根膜で歯槽骨（上顎骨・下顎骨の一部）につながっています。

 キーワード

乳歯
生後半年から2〜3年の間に生える歯。上下20本がそろった後、順次、永久歯に生え替わる。

永久歯
6歳ごろから生え始め、15〜16歳ごろまでに上下28本が生えそろい、さらに成人した後、第3大臼歯が生えて計32本になる。ただし、第3大臼歯は生えないこともある。

切歯
いわゆる前歯で、中切歯と側切歯から成り、食物をかみ切るために働く。生物学では門歯とも呼称する。上下各4本ずつ（計8本）ある。

COLUMN

なぜ歯科だけ独立している？

歯科だけがほかの診療科から独立しているのを不思議に思ったことはありませんか？古来、歯科領域は他科領域とは別個に扱われてきました。歯科では症状の治癒より補綴などの割合が大きく、これに関する知識（材料学など）も必要です。同じ人体を対象としながらも、アプローチの仕方が他科とは全く異なるわけです。これが、歯科が独立している最大の理由です。ただ、口腔外科は歯科領域ですが、他科も関与する場合があります。

歯の種類と名称

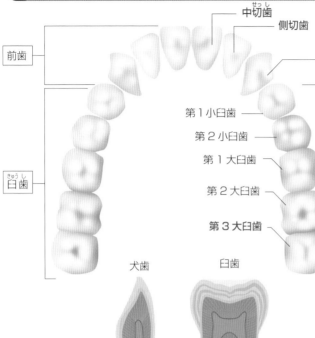

中切歯（せっし）

側切歯

前歯

犬歯（けんし）
いわゆる糸切り歯。切歯と合わせて前歯群を構成する。上下左右に1本ずつ（計4本）あり、食べ物の切削に働く。

第1小臼歯

第2小臼歯

第1大臼歯

第2大臼歯

第3大臼歯

臼歯（きゅうし）

犬歯

臼歯

小臼歯（しょうきゅうし）
手前の奥歯。上下左右に2本ずつ（計8本）あり、食べ物を潰す役割を担う。

大臼歯（だいきゅうし）
いわゆる奥歯。上下左右に3本ずつ（計12本）あるのが基本だが、第3大臼歯は表面に現れないか、生えない場合もある。食べ物をすり潰す役割を果たす。

! **ワンポイント**

第3大臼歯
親知らずのこと。成人後に生えるが、歯槽内に埋没したままだったり、全く生えない場合もある。

歯の構造

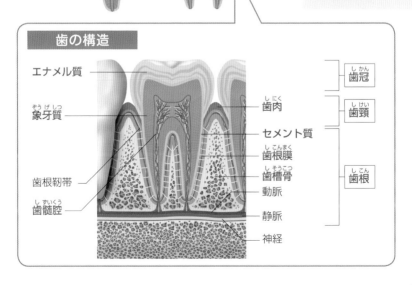

エナメル質

象牙質（ぞうげしつ）

歯根靭帯

歯髄腔（しずいくう）

歯肉（しにく）

セメント質

歯根膜（しこんまく）

歯槽骨（しそうこつ）

動脈

静脈

神経

歯冠（しかん）

歯頸（しけい）

歯根（しこん）

食道

ポイント

●食道は頸部食道、胸部食道、腹部食道に分けられる。
●3カ所（食道入口部、大動脈交叉部、横隔膜貫通部）で狭くなっている。
●腹膜で覆われていないことが、ほかの消化管との最も大きな違い。

食道には3つの"くびれ"がある

　口腔で咀嚼された食べ物は、咽頭（P.106参照）で嚥下されて食道へと送られます。嚥下は、舌による咽頭への運搬（第一相・口腔咽頭相）、咽頭による食道入口までの運搬（第二相・咽頭食道相）、食道の蠕動運動による胃までの運搬（第三相・食道相）の3段階に分けられますが、随意運動は第一相だけで、第二相と第三相は不随意運動です（食べ物がのどの奥壁に触れると反射的に飲み込まれる）。

　咽頭と胃を結ぶ食道は全長25cmほどで、気道や肺、心臓より深い所を通っています（そのため食道疾患の手術は大手術になりやすい）。上から頸部食道（約5cm）、胸部食道（16〜18cm）、腹部食道（2〜3cm）の3つの部分に分けられ、それぞれに狭窄部（くびれ）があります。食道入口部狭窄、大動脈交叉部狭窄、横隔膜貫通部狭窄と呼ばれますが、これらは食道がんが発生しやすい箇所として知られています。

食道の筋肉は逆向きの二重らせん

　食道壁は他の消化管同様、3層構造ですが（粘膜、筋層、外膜・P.81参照）、外膜は腹膜に覆われておらず、周囲の器官と直に接触しているため隣接器官または食道自身に疾患が起きると、その影響が周辺に及びやすい傾向があります。

　蠕動運動を起こす筋層は、前半部分は横紋筋、後半部分は平滑筋から成り（どちらも不随意筋）、内層と外層の二重構造になっています。内層と外層は互いに逆向きのらせん状に延びていますが、食道裂孔（食道が通る横隔膜の穴）のやや上では、輪状の下部食道括約筋が形成されています。

試験に出る語句

下部食道括約筋
食道裂孔付近にあるらせん状の筋肉で、胃の噴門の開閉に働く。胃に内容物があると収縮して噴門を閉じ、内容物の逆流を防止する。

キーワード

蠕動運動
消化管における蠕動運動は、食べ物などの内容物を移動させるために起こる臓器の収縮運動のこと。自律神経により支配されているため意識的にコントロールすることはできない。

食道は頸部食道、胸部食道、腹部食道の3つに分けられ、それぞれは狭窄部によって区分されています。ほかの消化管との最も大きな違いは、外膜が腹膜に覆われていないことです。

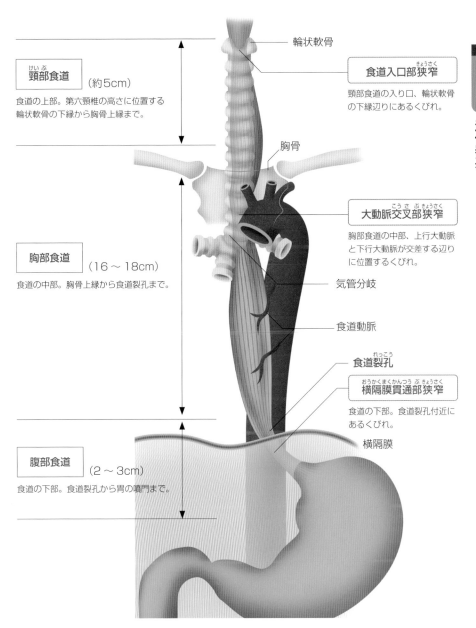

輪状軟骨

食道入口部狭窄 (きょうさく)

頸部食道の入り口、輪状軟骨の下縁辺りにあるくびれ。

頸部食道 (けいぶ) (約5cm)

食道の上部。第六頸椎の高さに位置する輪状軟骨の下縁から胸骨上縁まで。

胸骨

大動脈交叉部狭窄 (こうさ ぶきょうさく)

胸部食道の中部、上行大動脈と下行大動脈が交差する辺りに位置するくびれ。

気管分岐

胸部食道 (16～18cm)

食道の中部。胸骨上縁から食道裂孔まで。

食道動脈

食道裂孔 (れっこう)

横隔膜貫通部狭窄 (おうかくまくかんつう ぶきょうさく)

食道の下部。食道裂孔付近にあるくびれ。

横隔膜

腹部食道 (2～3cm)

食道の下部。食道裂孔から胃の噴門まで。

4章

消化器系

胃

●胃は大きく３つの部分に分けられる（胃底、胃体部、幽門部）。
●胃壁の筋層は３層構造が特色（外縦層、中輪層、内斜層）。
●胃液の塩酸は殺菌に働き、消化酵素ペプシンがたんぱく質を分解する。

"胃袋" はＪ字形をした大きな袋

　口腔で咀嚼された食べ物の塊（食塊）は、食道を経て胃に至ります。胃はＪ字形の袋状器官で、左下肋部から臍の辺りに位置します。内容量は1.4ℓほど。カーブの小さい側を小弯、大きい側を大弯と呼び、大弯からは大網というカーテン状の膜が延びて、腹腔の前面を覆っています。

　胃は便宜上、３つの部分に分けられます。食道との境を噴門、十二指腸との境を幽門と呼びますが、噴門の直後に広がる部分を胃底部、幽門直前の部分を幽門部（胃角と呼ばれるくびれを境に、さらに幽門前庭と幽門管に分けられる）、その間の部分を胃体部といいます。これとは別に、上部（Ｕ）、中部（Ｍ）、下部（Ｌ）とする分け方もあります。

胃液は殺菌とたんぱく質の分解に働く

　胃壁もほかの消化管と同様に粘膜、筋層、外膜から成りますが、ほかの消化管の筋層が２層構造であるのに対し、胃の筋層は外縦層、中輪層、内斜層の３層構造であることが特徴です。外縦層と中輪層は食道や十二指腸と連続していますが（中輪層は食道と十二指腸の内輪層に連なり、幽門部では幽門括約筋を形成している）、内斜層は胃にしかなく、これにより、内壁の粘膜に多くのひだが形成されています。

　内面の粘膜表面には小さな隆起（胃小区）と凹み（胃小窩）が無数にあります。胃小窩の奥にある胃腺（胃底線）が分泌する胃液は塩酸を主成分とし、これで胃内を殺菌るとともに、含まれるペプシノーゲンをペプシンという消化酵素に変化させ、その働きでたんぱく質を分解します。

幽門
胃の出口（十二指腸との境界）。幽門括約筋によって開閉される。また、幽門腺からはガストリンというホルモンが分泌され、下部食道括約筋を収縮させて噴門を閉塞する。

内斜層
胃独特の筋層で、食道の内輪層が一部分化したもの。

胃腺
胃の粘膜に無数にあるへこみ（胃小窩）の奥にあり、胃液を分泌する。主細胞（ペプシノーゲンを分泌）、壁細胞（塩酸を分泌）、副細胞（粘液を分泌）から構成される。粘液は胃壁の表面を覆い、胃酸の直接的な影響を抑えている。

ペプシン
胃腺の主細胞が分泌するペプシノーゲンが、副細胞の塩酸によって活性化されてできるたんぱく質分解酵素。

胃の位置
位置的には、胃は鳩尾（みぞおち・みずおち）の辺りにある。体表で見ると左下肋部から臍部（さいぶ）にかけての領域であり、噴門は第11胸椎、幽門は第1腰椎の付近に相当する。

胃の構造

胃は３つの領域に区分され、上部（噴門直後に広がる部分）を胃底部、下部（幽門直前の部分）を幽門部、残りを胃体部と呼びます。病理学では上部（Ｕ）、中部（Ｍ）、下部（Ｌ）に３等分しています。

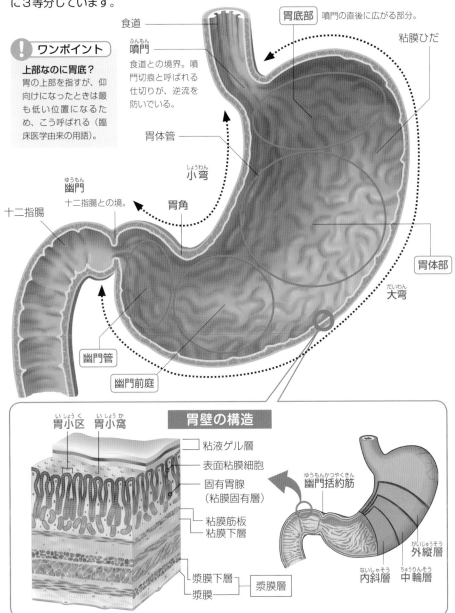

食道

胃底部 噴門の直後に広がる部分。

粘膜ひだ

!ワンポイント

上部なのに胃底？
胃の上部を指すが、仰向けになったときは最も低い位置になるため、こう呼ばれる（臨床医学由来の用語）。

噴門
食道との境界。噴門切痕と呼ばれる仕切りが、逆流を防いでいる。

胃体管

小弯

幽門
十二指腸との境。

胃角

十二指腸

胃体部

大弯

幽門管

幽門前庭

胃壁の構造

胃小区　**胃小窩**

- 粘液ゲル層
- 表面粘膜細胞
- 固有胃腺（粘膜固有層）
- 粘膜筋板
- 粘膜下層
- 漿膜下層
- 漿膜 } 漿膜層

幽門括約筋

外縦層

内斜層　**中輪層**

4章

消化器系

89

小腸① 十二指腸

ポイント

● 小腸は十二指腸、空腸、回腸に分けられる。
● 十二指腸では胆汁と膵液が混合され、脂肪と糖質が分解される。
● 十二指腸全体は上部、下行部、水平部、上行部の４つに区分される。

小腸の最初の部分で胆汁と膵液を混合する

　食塊は胃で消化されて粥状になり、幽門から小腸へ送られます。小腸は腹腔内を蛇行して大腸に至る消化管で、全長は成人で６mにもなります。

　全体は大きく３つに分けられ、胃に近い方から十二指腸、空腸、回腸と呼ばれます。

　十二指腸は全長約25cmと小腸全体に占める割合は大きくありませんが、胆汁（胆液）と膵液を加える重要な働きをしています。

　胆汁は肝臓でつくられ、消化酵素は含まないものの、脂肪を乳化し、リパーゼ（脂質分解酵素）の効果を高める働きをしている黄色の液体です。

　膵液は膵臓でつくられ、リパーゼのほか、糖質を分解するアミラーゼやマルターゼなどの消化酵素を含んでいます。胆汁が送られる総胆管と膵液が送られる膵管は開口が同じです。これは大十二指腸乳頭（ファーター乳頭）と呼ばれます。

C字形で大きく４パートに分かれる

　十二指腸の全体的な形状はC字形で、膵臓を囲むように延びています。上部（Ⅰ部）、下行部（Ⅱ部）、水平部（Ⅲ部）、上行部（Ⅳ部）に区分され、上部以外は後腹壁に密着しているため位置は動きません。

　上行部は空腸の直前で大きく屈曲しています。これを十二指腸空腸曲といいます。

 試験に出る語句

大十二指腸乳頭
ファーター乳頭ともいう。胆汁と膵液の分泌口で、取り囲むオッディ括約筋によって開閉が行なわれる。なお、この近くに、副膵管の開口である小十二指腸乳頭がある場合もある。

🔒 キーワード

胆汁
肝臓で生成される黄色の消化液。主成分は胆汁酸とビリルビン。一度胆嚢に貯蔵され、濃縮された後で十二指腸に送られる。脂肪を乳化し、消化効率を高める。

膵液
膵臓で生成される無色の消化液。リパーゼ（膵液に含まれる脂質分解酵素）、アミラーゼ及びマルターゼ（糖質分解酵素）、トリプシン（たんぱく質分解酵素）などを含む。

胃に続く十二指腸は、膵臓を巻き込むように延びています。終端の十二指腸空腸曲には結合組織と平滑筋からなるトライツ靱帯があり、横隔膜と連結して十二指腸を支えています。

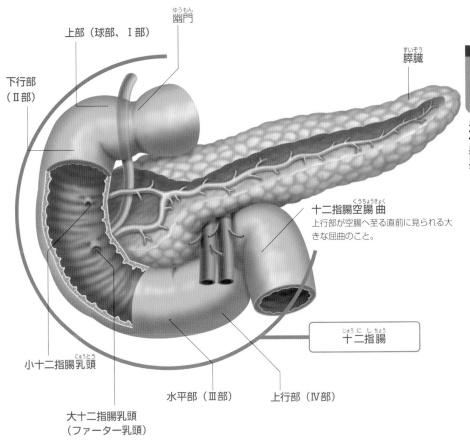

幽門（ゆうもん）

上部（球部、Ⅰ部）

膵臓（すいぞう）

下行部（Ⅱ部）

十二指腸空腸曲（くうちょうきょく）
上行部が空腸へ至る直前に見られる大きな屈曲のこと。

十二指腸（じゅうにしちょう）

小十二指腸乳頭（にゅうとう）

大十二指腸乳頭（ファーター乳頭）

水平部（Ⅲ部）

上行部（Ⅳ部）

4 章

消化器系

COLUMN

「十二指腸」の名をめぐる俗説

　十二指腸の名は、その長さが指の横幅（約2cm）の12倍であることに由来しています。和名は『解体新書』に初めて登場しましたが「これは12インチの誤訳で、訂正されないまま今日に至った」という説が、現在もまことしやかに流布しています。しかし、学名の「duodenum」はラテン語で「12本の指」を意味する「duodenum digitorum」が語源で、オランダ語もこれによっているので、杉田玄白らの翻訳が間違っていたのではありません。

小腸② 空腸・回腸

- 空腸と回腸は腸間膜で後腹壁と連結し、腸間膜小腸とも呼ばれる。
- 小腸の内面には無数の輪状ひだがあり、腸絨毛で覆われている。
- 腸絨毛によって小腸の表面積は拡張され、吸収効率が高くなっている。

小腸内壁の表面積は、体表面積の約100倍！

　十二指腸に続く小腸は空腸、回腸です。空腸は約2.5 m、回腸は約3.5 mとされますが、十二指腸を含め、それらに明確な境界はありません。ただ、小腸を特徴付ける内壁の輪状ひだと腸絨毛は、空腸で特に発達しています。また、空腸と回腸は腸間膜で後腹壁とつながっており、総称して腸間膜小腸といわれます（十二指腸は腸間膜を持たない）。

　輪状ひだは小腸内部を囲むように広がるひだで、ケルクリングのひだという別名もあります。栄養分は輪状ひだの表面を覆う無数の腸絨毛から吸収されます。腸絨毛によって小腸内壁の表面積は拡張され（体表面積の100倍に相当する200㎡に及ぶ）、栄養分の吸収効率が高くなっています。

吸収された栄養分は毛細血管とリンパ管に入る

　小腸では三大栄養素（糖質、脂質、たんぱく質）すべての消化が行なわれますが、その分解に働く酵素の大半は腸腺（小腸内壁にある腺）から分泌される腸液ではなく、内壁の粘膜に付着しています。つまり、小腸の消化は消化液ではなく腸壁に触れることで進むため、膜消化と呼ばれます。

　栄養分を吸収する腸絨毛には、毛細血管とリンパ管が通っています。小腸までの消化によって、糖質はグルコース（ブドウ糖）、たんぱく質はアミノ酸やペプチドに分解されますが、これらは毛細血管に入ります。

　一方、脂質は脂肪酸とモノグリセリドに分解されていますが、腸絨毛に吸収された後、細胞内で再び合成され、リンパ管へと入ります。

腸絨毛
高さ1mmほどの指状突起。柔突起ともいう。表面の粘膜上皮は単層の円柱上皮（腸上皮細胞）。内部に毛細血管とリンパ管が通る。

腸液
アルカリ性の消化液で、十二指腸腺や腸腺から分泌される。栄養分の分解より、内容物の中和や粘膜保護への働きが大きい。

メモ

空腸
名称は、解剖体のこの腸が内容物のない状態だったことに由来する。輪状ひだと腸絨毛が回腸より発達している。

腸粘膜の消化酵素
たんぱく質をアミノ酸に分解するエレプシンや、ラクトース（乳糖）をガラクトースとグルコース（ブドウ糖）に分解するラクターゼ、マルトース（麦芽糖）をグルコースに分解するマルターゼなどがある。

小腸の構造

十二指腸を除いた小腸のうち、空腸は前半の約40%、回腸は後半の約60%とされていますが、両者に明確な境界はありません。ただ、輪状ひだや腸絨毛は空腸に多く見られます。

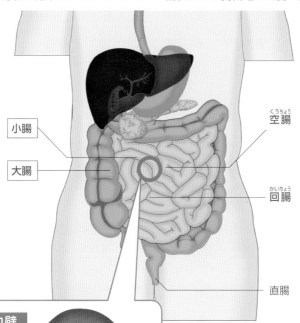

小腸

大腸

空腸（くうちょう）

回腸（かいちょう）

直腸

小腸内壁

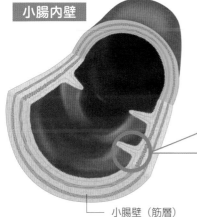

小腸壁（筋層）

輪状ひだの長さは、小腸内壁の半周から3分の2周。起伏は空腸の方が回腸のそれより高く、数も空腸の方が多い。そのため、空腸の栄養分吸収面積は、回腸の8倍ともいわれる。

輪状ひだ（ケルクリングのひだ）

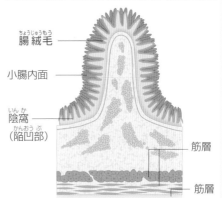

腸絨毛（ちょうじゅうもう）

小腸内面

陰窩（いんか）
（陥凹部）（かんおうぶ）

筋層

筋層

腸絨毛の数は1㎟当たり20〜40本に達する。形状は、空腸では指状だが、十二指腸では幅の広い葉状が多く、回腸では細く短い。芯に当たる粘膜固有層にはリンパ小節があり、これが集合したパイエル板は回腸に多い。

大腸① 盲腸・結腸

- ●大腸は盲腸、結腸、直腸に分けられる。
- ●結腸は上行結腸、横行結腸、下行結腸、S状結腸に区分される。
- ●大腸の主な機能は水分の吸収と便の生成である。

大腸は水分を吸収し、便を生成する

　小腸で栄養分を吸収された内容物は**大腸**へ送られます。大腸は腹腔内でコの字形を成し、1.5 mほどの長さがあります。大きく3つに分けられ、小腸に近い方から**盲腸、結腸、直腸**と呼ばれます。ただ、盲腸は5 cmほど、直腸も15cmほどで、大部分は結腸です。結腸はさらに、**上行結腸、横行結腸、下行結腸、S状結腸**に区分されます。

　小腸と大腸の接続部分（**回盲口**）は大腸内側に突出し、小腸への逆流を防ぐ**回盲弁**（**バウヒン弁**）をつくっています。これより下が盲腸ですが、ヒトでは消化にほとんど関与していません。しかし草食動物では大きく発達し、食物繊維を分解する重要な役割を担っています。盲腸には細長い**虫垂**が付属しています。ほとんど機能しない**痕跡器官**ですが、粘膜下には多くのリンパ組織が存在します。

　大腸の内壁には**半月ひだ**がありますが、絨毛はなく、栄養分の吸収は行なわれません。水分の吸収と便の生成が主要な役割となります。外壁には**結腸ひも**と呼ばれる組織が縦走し、この緊張により、大腸にはしわ状の凹凸ができます。膨らみを**結腸膨起**、その間の溝を**結腸切痕**といいます。

キーワード

結腸
横行結腸とS状結腸は腸間膜を持つが、上行結腸と下行結腸は後腹壁に接続し、腸間膜を持たない。

虫垂
盲腸の端に付属している長さ5〜6cmほどの突起。粘膜下に多くのリンパ組織がある。炎症（虫垂炎）を起こすと腹膜炎に移行しやすいので、早急に切除する。

結腸ひも
大腸の外壁表面を縦走する、ひも状の結合組織。自由ひも、間膜ひも、大網ひもに分けられる。表面には、脂肪組織を含んだ腹膜垂という袋状の構造がある。

結腸膨起
結腸ひもの緊張によって生じる、結腸の膨らみ。

結腸切痕
結腸膨起の間の溝。内壁には半月ひだができる。

COLUMN

虫垂は無用の長物か

　虫垂は消化に働かないため、長く"無用の長物"とされてきました。かつては虫垂炎を予防するため、炎症を起こしていなくても切除する人がいたほどです。しかし、炎症を起こしやすい一因は虫垂がリンパ組織だからで、その意味では体の防御機能に関与しているともいえます。また近年は、いわゆる善玉菌の保有器官として注目する人もいるようです。痕跡器官とはいえ、何の役にも立っていないと結論付けるのは早すぎるかもしれません。

結腸の構造と消化

大腸は小腸に続く長さ約 1.5 m の消化管です。盲腸（約 5 ㎝）、結腸（約 1.3 m）、直腸（約 15 ㎝）から成ります。

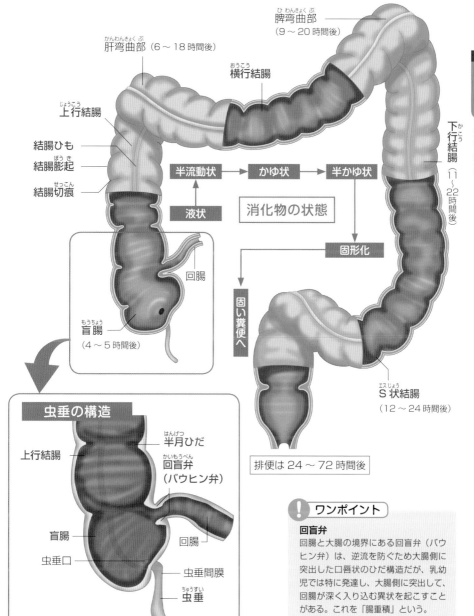

脾弯曲部（ひわんきょくぶ）
（9 ～ 20 時間後）

肝弯曲部（かんわんきょくぶ）（6 ～ 18 時間後）

横行結腸（おうこう）

上行結腸（じょうこう）

結腸ひも

結腸膨起（ぼうき）

結腸切痕（せっこん）

下行結腸（かこう）（11 ～ 22 時間後）

半流動状 → かゆ状 → 半かゆ状

液状

消化物の状態

固形化

固い糞便へ

回腸

盲腸（もうちょう）
（4 ～ 5 時間後）

S 状結腸（エスじょう）
（12 ～ 24 時間後）

排便は 24 ～ 72 時間後

虫垂の構造

上行結腸

半月ひだ（はんげつ）

回盲弁（かいもうべん）
（バウヒン弁）

盲腸

回腸

虫垂口

虫垂間膜

虫垂（ちゅうすい）

ワンポイント

回盲弁

回腸と大腸の境界にある回盲弁（バウヒン弁）は、逆流を防ぐため大腸側に突出した口唇状のひだ構造だが、乳幼児では特に発達し、大腸側に突出して、回腸が深く入り込む異状を起こすことがある。これを「腸重積」という。

消化器系 大腸② 直腸・肛門

ポイント
- ●直腸は直腸膨大部と肛門管に分けられる。
- ●肛門管は歯状線を境に粘膜の組織や血管が大きく異なる。
- ●肛門の開閉には2種類の肛門括約筋が働く。

消化器系末端の構造は意外に複雑

　結腸の後、体外への開口部（肛門）までが、消化器系の末端である直腸です。長さは約15cmですが、骨盤底の筋肉（骨盤隔膜）を境に2つに区分され、前半を直腸膨大部、後半を肛門管と呼びます。直腸膨大部は肛門管よりも大きな内腔で、数本のひだがあります。その中で特に発達したものをコールラウシュのひだ（ヒューストン弁）といいます。

　肛門管は長さ4cmほどですが、歯状線（櫛状線）を境に、様相が大きく異なっています。例えば粘膜の組織は、ここを境に前半が円柱上皮、後半が重層扁平上皮になっています。血管の違いも大きく、歯状線より上は上直腸動・静脈、下は下直腸動・静脈が通っています。両者の差は静脈で著しく、上直腸静脈は肝臓を経由して心臓に戻るのに対し、下直腸静脈は内腸骨静脈を経て下大静脈に連結しています。

　肛門管内壁には静脈が集中する箇所があります（内痔静脈叢・外痔静脈叢）。ここは血流が滞りやすく（鬱血）、しばしば血瘤や出血が生じます。これが、いわゆる痔です。

　肛門の開閉には肛門括約筋が働きます。これは不随意筋の内肛門括約筋と、随意筋の外肛門括約筋から成ります。

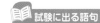

試験に出る語句

上直腸静脈
肝門脈に通じているため、上部直腸がんを発症すると肝臓に転移しやすい。

下直腸静脈
内腸骨静脈を経て下大静脈に連結する。そのため、下部直腸がんを発症すると肺に転移しやすい。

キーワード

歯状線
発生学的には後腸末端と表皮の境界に当たるため、後腸由来部分の粘膜は円柱上皮、表皮由来部分の粘膜は重層扁平上皮（皮膚と同じ）になっている。

COLUMN

坐薬はなぜ効く？

　投薬の方法には経口投与や注射などいろいろありますが、坐薬もよく使われます。なぜ肛門に挿入した薬が効くのか、不思議に思ったことがある人も多いのではないでしょうか。これは肛門管下部の静脈が、肝臓を経由しないで心臓に続いていることに関係しています。経口薬は消化管から吸収された後、肝臓を通る際に分解されるおそれがありますが、坐薬なら成分が直接心臓へ送られ、さらに肺や全身へ送り届けることができるわけです。

直腸と肛門の構造

直腸の位置

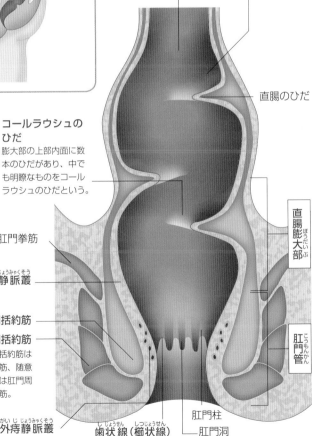

- 肝臓
- 脾臓
- 胃
- 仙骨
- 直腸 (ちょくちょう)
- 恥骨結合

消化管の終末部で長さは約15cm。膀胱と前立腺（女性では子宮）の後方を仙骨の前面に沿って下行します。

直腸
S状結腸の後、肛門までの部分で、骨盤隔膜を境に、直腸膨大部と肛門管に区分される。結腸ひももない。

結腸

直腸のひだ

コールラウシュのひだ
膨大部の上部内面に数本のひだがあり、中でも明瞭なものをコールラウシュのひだという。

⚠ ワンポイント

内痔静脈叢・外痔静脈叢
歯状線を挟んで存在する、肛門管内壁の静脈集中個所。鬱血を起こしやすい。

肛門挙筋

内痔静脈叢 (ないじじょうみゃくそう)

肛門括約筋 (こうもんかつやくきん)
- 内肛門括約筋
- 外肛門括約筋

不随意筋の内肛門括約筋は直腸から続く平滑筋、随意筋の外肛門括約筋は肛門周辺に発達した骨格筋。

直腸膨大部 (ぼうだいぶ)

肛門管 (こうもんかん)

外痔静脈叢 (がいじじょうみゃくそう)

歯状線（櫛状線）(しじょうせん) (しつじょうせん)

肛門柱

肛門洞

肝臓

- ●肝臓は上面2区画、下面4区画に分けられる。
- ●肝臓には肝動脈と門脈の2つから血液が流れ込んでくる。
- ●肝細胞が集まって六角柱を成した肝小葉が肝臓の構成単位。

消化管と連携して働く "熱い臓器"

　肝臓は消化管ではありませんが、食物の消化と栄養摂取に密接に働く付属器です。機能は大きく3つ。胆汁の生成、栄養分の貯蔵、解毒作用です。多機能性と1kgを超える大きさゆえに、供給される血液は毎分1ℓに上ります。そのため温度は高く、「人体で最も熱い臓器」といわれます。

　肝臓の形状は丸みを帯びた横長の三角形で、上面は肝鎌状間膜という仕切りで右葉と左葉に、下面はH字形の溝によって方形葉と尾状葉を加えた4つに区分けされています。下面の右葉直下には胆嚢が付属し、肝臓でつくられた胆汁が肝管と胆嚢管を通じて送られてきます。そして貯蔵・濃縮された後、総胆管を通って十二指腸に送られます。

2種類の血液が混合して内部をめぐる

　肝臓には2つの大きな血流があります。1つは肝細胞に酸素や栄養分を供給する肝動脈からの流れ、もう1つは消化管で吸収された栄養分を運んでくる門脈からの流れです。2つの血流は、肝臓内で細かく分岐・合流して、肝細胞の列（肝細胞索）に挟まれた洞様毛細血管（類洞）を通過します。

　肝細胞索が放射状に集まって形成された六角柱状の肝小葉が肝臓の構成単位です。柱の中心を通る中心静脈は類洞からの血液を集め、肝静脈を経て下大静脈へ至っています。

　血液は類洞を通る間に肝細胞との間で物質を交換します。余剰栄養分はグリコーゲンとして貯蔵し、不足分はブドウ糖にして放出します。また、有害物質は解毒して血液

肝動脈
肝細胞に栄養を供給している動脈（栄養血管）で、腹腔動脈から枝分かれして肝臓に至る。肝臓に供給される血液の約20％を担う。

門脈
消化管で吸収された栄養分を運ぶ血液が通る静脈（機能血管）。肝臓に供給される血液の約80％を占める。

肝鎌状間膜
腹膜のひだで、肝臓前上面、前腹壁、横隔膜を連結する。肝冠状間膜や左三角隔膜、右三角隔膜にもつながる。

肝細胞索
肝細胞が列状に連なった構造で、間に洞様毛細血管（類洞）や生成された胆汁が通る胆細管が通る。

肝小葉
肝細胞索が放射状に並んで形成された六角柱状構造で、肝臓本体の構成単位。柱の中心を中心静脈が通る。柱の外側は小葉間結合組織が取り囲み、その中を小葉間動脈と小葉間静脈（合流して類洞に至る）、小葉間胆管が通っている。

に戻します。

　門脈血は肝臓に入る血液の約80％を占めますが、酸素供給量は門脈血：肝動脈血≒1：1です。これは消化管での酸素消費はさほど多くなく、門脈血にも酸素が含まれているためです。

メモ

胆嚢の働き
容量50㎖ほどの袋で、内部に弁構造（ハイステル弁）があり、胆汁の出入りを調節する。

4章

消化器系

肝臓の構造

肝臓は重さが1.2～1.5kgにもなる体内で最大の臓器で、大きく右葉と左葉に分けられます。再生能力も極めて高く、手術で一部を切除しても、ほとんど元のサイズに戻ります。

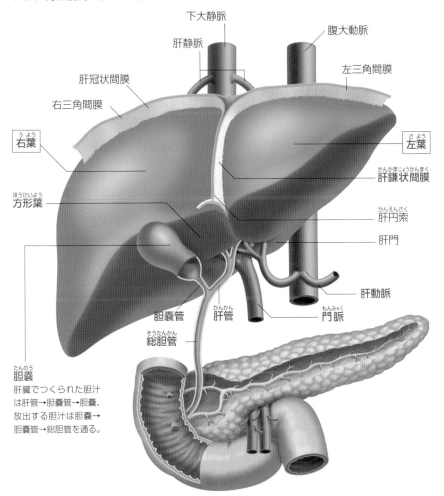

下大静脈

肝静脈

腹大動脈

肝冠状間膜

左三角間膜

右三角間膜

右葉（うよう）

左葉（さよう）

肝鎌状間膜（かんかまじょうかんまく）

方形葉（ほうけいよう）

肝円索（かんえんさく）

肝門

肝動脈

胆嚢管　肝管（かんかん）

門脈（もんみゃく）

総胆管（そうたんかん）

胆嚢（たんのう）
肝臓でつくられた胆汁は肝管→胆嚢管→胆嚢、放出する胆汁は胆嚢→胆嚢管→総胆管を通る。

脂肪は体のどこに付くのか

　メタボリックシンドローム（metabolic syndrome、内臓脂肪症候群）で人々の高い関心を集める体脂肪ですが、いったい脂肪は体のどの部分に付くのでしょう？

　食物中の脂肪は大部分が中性脂肪（トリグリセリド）です。脂肪酸とモノグリセリドに分解されて柔毛から吸収された後、脂肪に再合成されてリンパ管に入ります。このとき、脂肪はコレステロールやたんぱく質などと「カイロミクロン」という微粒子を構成しており、リンパ管から静脈を経由して肝臓や脂肪組織に至り、貯蔵されます。脂肪組織は脂肪細胞が集まった結合組織で、皮下組織と腹膜に多く存在することが知られています。皮下組織に貯蔵された脂肪は「皮下脂肪」と呼ばれます。一方、腹膜の脂肪組織は、胃から下腹部にかけてカーテン状に垂れ下がる「大網」に集中しています。ここに貯蔵される脂肪が「内臓脂肪」です。

　大網の脂肪組織は腹部臓器の保護に働きますが、過度に脂肪がたまると肥大し、脂肪の厚い壁が内臓を取り囲んだようになります。これが「内臓脂肪型肥満」で、メタボリックシンドロームとして問題視される状態です。内臓脂肪型肥満は腹部の膨張となって現れることが多いため、腹囲はメタボリックシンドロームを診断する基準になっています（男性85cm以上、女性90cm以上）。ただし、痩せて見えても内臓脂肪が多い場合があるので、腹囲だけで判断するのは正しくありません。

呼吸器系

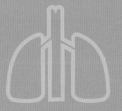

呼吸器系の概要

ポイント
- ●呼吸とは酸素の供給と二酸化炭素の排出を行なうことをいう。
- ●消化器系は大きく気道と呼吸部に分けられる。
- ●呼吸器系は横隔膜や肋間筋による呼吸運動によって動く。

呼吸は生命エネルギーをつくり出す手段

生物は活動エネルギーを、食物の栄養分を体内で燃焼させて得ています。燃焼とは酸素との化合なので、生命活動を維持するには、酸素を継続して供給しなければなりません。また、燃焼によって発生した二酸化炭素は、体に悪影響を及ぼすので、体外へ排出する必要があります。こうした酸素の供給と二酸化炭素の排出を行なう一連の過程を呼吸といい、これに働く諸器官を総称して呼吸器系といいます。

喚起とガス交換の仕組み

呼吸器系のメインとなる器官は肺ですが、それだけで呼吸は成り立ちません。肺を機能させるための構造や仕組みが必要です。

呼吸は機能の面から換気（肺への空気の出し入れ）とガス交換（酸素と二酸化炭素の交換）に区分されますが、換気に働く器官を気道、ガス交換に働く器官を呼吸部と呼びます。気道はさらに上気道と下気道に分けられます。上気道とは、具体的には鼻腔、咽頭、喉頭を、下気道は気管と気管支を指します。また、ガス交換に働く器官は、正確には、肺を構成している肺胞という構造です。

酸素を運ぶ呼吸運動

換気を行なうには、呼吸器系を動かさなければなりません。そのために働く胸郭の運動を呼吸運動といい、横隔膜や肋間筋によって行なわれます。呼吸運動により肺胞に取り入れられた酸素は、全身から血液に溶けて運ばれてきた

試験に出る語句

上気道と下気道
換気に働く気道は、上気道と下気道に分けられる。上気道は鼻腔と咽頭、喉頭、下気道は気管と気管支を指す。

キーワード

呼吸器系
呼吸を行なうために働く器官の総称。気道と呼吸部に大別される。気道は上気道と下気道に分類され、前者は鼻腔、咽頭、喉頭を、後者は気管と気管支を指す。

呼吸運動
呼吸器系を実際に機能させるために働く運動。横隔膜の上下運動や肋間筋の収縮・伸展による。

内呼吸・外呼吸
全身の細胞レベルで行なわれる酸素と二酸化炭素の交換も「呼吸」と捉え、これを内呼吸、あるいは組織呼吸と呼ぶ。これに対して、肺での呼吸は外呼吸または肺呼吸と呼ぶ。

メモ

換気とガス交換
呼吸器系の機能は、肺への気体の出し入れを行なう「換気」と、酸素と二酸化炭素を交換する「ガス交換」に区分される。

二酸化炭素と交換され、血中のヘモグロビンに乗って全身に運ばれます（二酸化炭素は肺から体外に排出されます）。
　運ばれた酸素は組織細胞で二酸化炭素と交換されますが、これを肺呼吸（外呼吸）に対して内呼吸といいます。

呼吸器系の概略図

気道を通って肺に達した酸素は、血液中に取り込まれ、その代わりに血液中の二酸化炭素が排出されます。

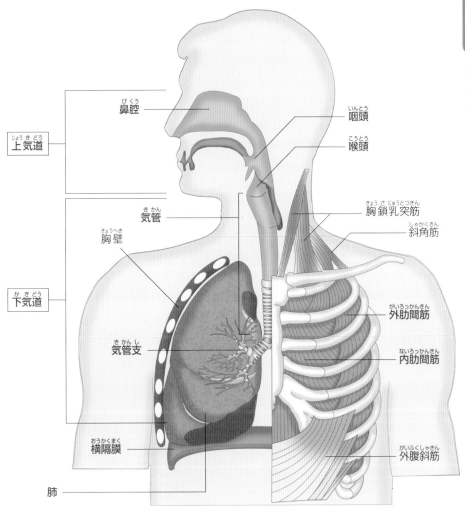

鼻腔（びくう）

咽頭（いんとう）

喉頭（こうとう）

上気道（じょうきどう）

気管（きかん）

胸壁（きょうへき）

胸鎖乳突筋（きょうさにゅうとつきん）

斜角筋（しゃかくきん）

下気道（かきどう）

外肋間筋（がいろっかんきん）

気管支（きかんし）

内肋間筋（ないろっかんきん）

横隔膜（おうかくまく）

外腹斜筋（がいふくしゃきん）

肺

ガス交換（外呼吸と内呼吸）

ポイント
●肺における酸素と二酸化炭素の交換を外呼吸という。
●組織における酸素と二酸化炭素の交換を内呼吸という。
●ガス交換は気体の圧力差によって行なわれる。

呼吸は体全体で行なっている

　呼吸の本質は酸素と二酸化炭素の交換です。これを**ガス交換**といいます。肺はガス交換を行なう器官であり、気道を通じて取り込まれた空気（吸気）から酸素を血液中に取り込み、逆に二酸化炭素を血中から取り出し、**呼気**として排出します。このとき、交換の原動力となるのは、酸素と二酸化炭素の濃度の差です。酸素の濃度は肺に取り込まれた吸気の方が血液中より高く、二酸化炭素濃度は逆に血液の方が高い状態です。気体の圧力は濃度に比例するので、酸素は圧力が高い肺から低い血液に移動し、二酸化炭素は圧力が高い血中から低い肺の方へ移動することになります。

　肺で取り込まれた酸素は、**赤血球**に含まれる**ヘモグロビン**と結合し、血液に乗って全身の組織へ送られます。組織に至った酸素は、やはり**分圧**（混合気体の気体ごとの圧力）の差に伴ってヘモグロビンから分離し、細胞に取り込まれます。そして代わりに、二酸化炭素が血液中の血漿に溶け込みます。つまり、細胞組織においても酸素と二酸化炭素の交換が行なわれているわけです。これを**内呼吸または組織呼吸**といいます。これに対して肺呼吸を**外呼吸**と呼びます。

ヘモグロビン
赤血球に含まれるたんぱく質の一種で、ヘム色素を持つため、血液の赤色の元になっている。鉄を含むため酸素と結合しやすい。

酸素と二酸化炭素の分圧
肺の酸素分圧は100mmHg（ミリメートル水銀柱）、二酸化炭素分圧は40mmHg。血液の酸素分圧は40mmHg、二酸化炭素分圧は46mmHgとなっている。

COLUMN

マウス・ツー・マウスが有効な理由

　肺に取り込まれた酸素は、すべてが消費されるわけではありません。全身に運ばれなかった分は排出されます。空気の組成は、酸素21%、二酸化炭素が0.03%ですが、呼気のそれは酸素16%、二酸化炭素4%です。二酸化炭素が大きく増えているとはいえ、酸素はまだ4倍も多く含まれています。だからこそ、マウス・ツー・マウス方式の人工呼吸が有効になるのです。見方を変えれば、肺は必要な量の酸素しか取り込まないともいえます。

ガス交換の仕組み

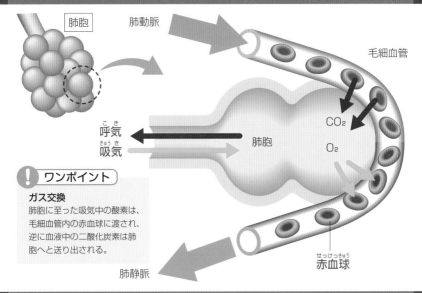

肺胞

肺動脈

毛細血管

CO_2

O_2

呼気（こき）
吸気（きゅうき）

肺胞

! ワンポイント

ガス交換
肺胞に至った吸気中の酸素は、
毛細血管内の赤血球に渡され、
逆に血液中の二酸化炭素は肺
胞へと送り出される。

肺静脈

赤血球（せっけっきゅう）

5
章

呼吸器系

外呼吸と内呼吸の仕組み

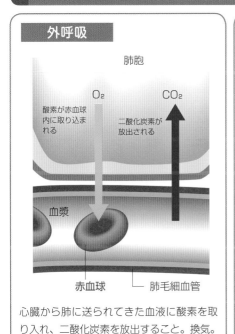

外呼吸

肺胞

O_2

CO_2

酸素が赤血球
内に取り込ま
れる

二酸化炭素が
放出される

血漿

赤血球 ── 肺毛細血管

心臓から肺に送られてきた血液に酸素を取
り入れ、二酸化炭素を放出すること。換気。

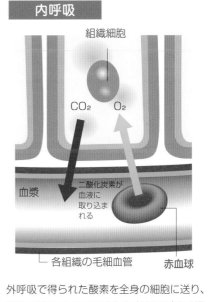

内呼吸

組織細胞

CO_2　O_2

血漿

二酸化炭素が
血液に
取り込ま
れる

各組織の毛細血管　赤血球

外呼吸で得られた酸素を全身の細胞に送り、
細胞で排出された二酸化炭素を運び出す機
能のこと。

呼吸器系 上気道（鼻腔・咽頭・喉頭）

> **ポイント**
> ●気道は上気道と下気道に区分される。
> ●上気道は鼻腔、咽頭、喉頭で、咽頭はさらに三区分される。
> ●咽頭には6つの扁桃がありワダイエル咽頭輪を形成している。

空気の取り込み口は"第一防衛線"の役目も

　呼吸の換気に働く器官を気道といい、前半の上気道と後半の下気道に区分されます。上気道は、具体的には鼻腔、咽頭、喉頭を指し、下気道は気管と気管支を指します。

　咽頭はさらに鼻部、口部、咽頭部の3つに区分されます。

　鼻部は鼻の奥のことで上咽頭ともいいます。口部は鼻の奥から口の奥にかけての範囲で中咽頭ともいい、のどの奥から気管と食道の分岐点までの咽頭部は下咽頭ともいいます。下咽頭は消化管の一部でもあり、吸気と食塊の両方が通過します。ただ、両方を同時に通すことはできないため、嚥下時には気管の入口にある喉頭蓋が気管をふさぎ、嚥下した食塊が誤って気管に入る誤嚥を防いでいます。

　咽頭に特徴的なのは扁桃の存在です。吸気に含まれる異物への防御に機能するリンパ組織で、よく知られた口蓋扁桃（左右一対）のほか、上咽頭にある咽頭扁桃（1つ）と耳管扁桃（左右一対）、咽頭部にある舌扁桃があります。これら6つの扁桃は口の奥と鼻の奥を取り囲むように配置されており、それぞれを結んで描かれるラインをワルダイエル咽頭輪と呼びます。いわば、人体の"第一防衛線"です。

アデノイド
咽頭扁桃は上咽頭の上部にあり、7〜8歳で最も発達するが、肥大し過ぎて呼吸を妨げることがある。これをアデノイドという。

咽頭
鼻の奥から食道と気管の分岐点までの部分で、いわゆる「のど」。

扁桃
咽頭にある、アーモンドの種のような形状をしたリンパ組織（扁桃）。口蓋扁桃などがある。

耳管扁桃
上咽頭と内耳をつなぐ耳管の開口部の周囲にある扁桃。肥大すると中耳炎を起こすことがある。

COLUMN

のどの奥から臭い塊

　のどの奥から、時々白っぽい小さな塊が出てくることがあります。触るとチーズのように軟らかく、潰すと悪臭がします。これは「膿栓」といい、細菌などの侵入物や剥がれた粘膜外皮、食べかすなどが、扁桃で白血球やリンパ球などによって変質して生成されたものです（口蓋扁桃にできて肥大すると、こびりついている様子が視認できます）。誰にでもできますが、丁寧なうがいなどにより発生をある程度抑えることはできます。

咽頭の矢状断面図

上気道は鼻腔、咽頭、喉頭から成ります。咽頭は鼻部（上咽頭）、口部（中咽頭）、咽頭部（下咽頭）に区分され、扁桃がワルダイエル咽頭輪を構成しています。

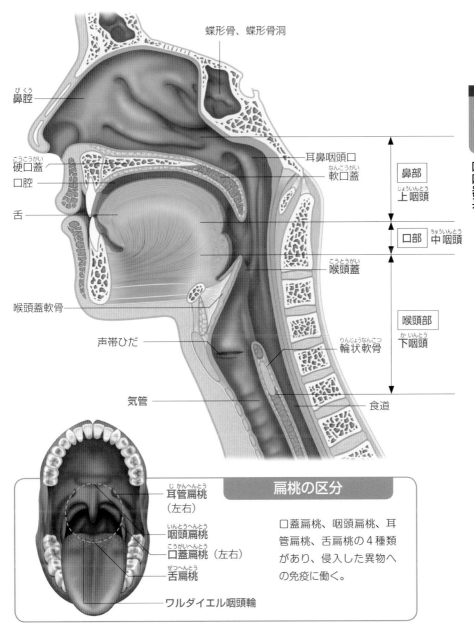

蝶形骨、蝶形骨洞

びくう
鼻腔

こうこうがい
硬口蓋

口腔

舌

喉頭蓋軟骨

声帯ひだ

気管

耳鼻咽頭口

なんこうがい
軟口蓋

鼻部
じょういんとう
上咽頭

口部 ちゅういんとう
中咽頭

こうとうがい
喉頭蓋

喉頭部
か いんとう
下咽頭

りんじょうなんこつ
輪状軟骨

食道

5
章

呼吸器系

扁桃の区分

じ かんへんとう
耳管扁桃
（左右）

いんとうへんとう
咽頭扁桃

こうがいへんとう
口蓋扁桃（左右）

ぜつへんとう
舌扁桃

ワルダイエル咽頭輪

口蓋扁桃、咽頭扁桃、耳管扁桃、舌扁桃の4種類があり、侵入した異物への免疫に働く。

声帯と発声

- ●喉頭蓋から気管上端までの気道を喉頭という。
- ●喉頭は甲状軟骨に囲まれ、内部に声帯がある。
- ●声門の振動によって発声し、その開閉には喉頭筋が働く。

声はのどぼとけの辺りから出ている

喉頭蓋から気管の上端（第6頸椎の辺り）までの部分（長さ5cmほど）を喉頭といいます。周りを喉頭軟骨が囲み、内部に発声器官である声帯があることが特徴です。喉頭軟骨のメインは甲状軟骨で、下端は気管に通ずる輪状軟骨に接し、上端は甲状舌骨膜を介して舌骨と連結しています。甲状軟骨は思春期から発達し、特に男性は外側に隆起して、いわゆるのどぼとけとして視認できるようになります。

声帯は喉頭をふさぐように位置している構造で、甲状軟骨の間に張られた膜状の声帯ひだと前庭ひだ（仮声帯）、これに働く喉頭筋などで構成されています。声帯ひだと前庭ひだは左右一対あります。その隙間が声門（声門裂）で、呼吸時には呼気と吸気を通すために開いていますが、発声時には閉鎖します。このとき、呼気が声帯ひだと前庭ひだを振動させ、声となります。声門の開閉に働くのは、喉頭筋を構成している後輪状披裂筋（声門を広げる）と外側輪状披裂筋及び横・斜披裂筋（共に声門を閉じる）です。また、輪状甲状筋は声帯を緊張させて高音の発声に働き、甲状披裂筋と声帯筋は声帯を緩めて低温の発声に働きます。

喉頭
喉頭蓋から気管上端までの気道。外側を甲状軟骨が囲み、内部に声帯を擁する。

喉頭軟骨
喉頭の周囲を取り囲む甲状軟骨、その下にあって気管との接続部を形成する輪状軟骨、声帯の開閉に関与する披裂軟骨などから成る。

声門の開閉に働く喉頭筋
声門の開閉や緊張・弛緩に働く筋肉。輪状軟骨に起始して披裂軟骨に停止する後輪状披裂筋と外側輪状披裂筋、横披裂筋及び斜披裂筋、輪状軟骨に起始し甲状軟骨に停止する輪状甲状筋、甲状軟骨に起始し披裂軟骨に停止する甲状披裂筋、そして声帯筋から構成される。

COLUMN

声変わりはなぜ起こる？

変声（声変わり）は、思春期に現れる体の変化（第二次性徴）の一つです。この時期の体の著しい成長に伴い、声帯の大きさが変化することが原因です。基本的に男女を問わず変声しますが、男子は甲状軟骨の発達に伴って声帯の長さと厚さが大きく変化するため、変声の幅が顕著です（女子は声帯の変化が小さいため、変声の幅も小さい）。変声の初期には、声帯の成長に筋肉の発達が追いつかず、声が出しづらくなる人もいます（変声障害）。

喉頭の構造

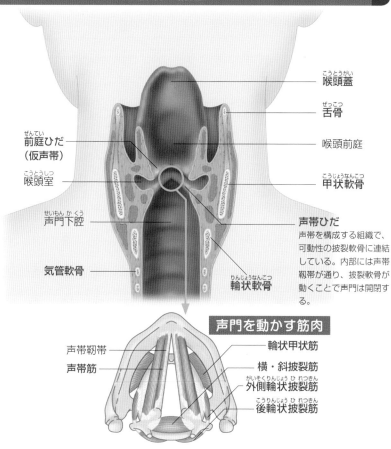

喉頭蓋 (こうとうがい)

舌骨 (ぜっこつ)

喉頭前庭

甲状軟骨 (こうじょうなんこつ)

前庭ひだ (ぜんてい)
(仮声帯)

喉頭室 (こうとうしつ)

声門下腔 (せいもん かくう)

気管軟骨

輪状軟骨 (りんじょうなんこつ)

声帯ひだ
声帯を構成する組織で、可動性の披裂軟骨に連結している。内部には声帯靱帯が通り、披裂軟骨が動くことで声門は開閉する。

声門を動かす筋肉

声帯靱帯

声帯筋

輪状甲状筋

横・斜披裂筋

外側輪状披裂筋 (がいそくりんじょう ひ れつきん)

後輪状披裂筋 (こうりんじょう ひ れつきん)

声帯の動き

呼気（息）時

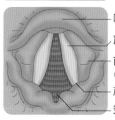

喉頭蓋

声帯ひだ

前庭ひだ
(仮声帯)

声帯突起

気管

深吸気（息）時

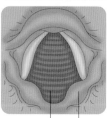

声門
(声門裂)

披裂咽頭蓋ひだ

発声時

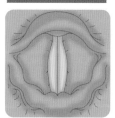

声門裂が閉じた状態で空気を通すと、声帯が振動して声が出る。

下気道（気管と気管支）

ポイント

● 下気道は気管（喉頭から気管分岐まで）と気管支に区分される。
● 気管の前面はU字形の軟骨が連結して補強されている。
● 気管支は約20回分岐を繰り返して肺胞に至る。

気管支は何度も枝分かれして細くなっていく

　下気道は気管と気管支に区分されます。気管は喉頭から気管分岐（気管支に分かれる箇所）までをいい（長さは約10cm）、前面の外側をU字形の軟骨が16〜20個連結し、補強に働いています（後側は食道に接するために軟骨はない）。

　気管分岐は胸骨角（ルイ角・P.50参照）の位置にあります。分岐直後の気管支を主気管支と呼びますが、その角度は左と右で異なり、左主気管支の方が右主気管支より急角になっています（右25度、左45度）。また、長さも右（約3cm）より左が長くなっていますが（4〜5cm）、直径は左の方が細くなっています。これらは心臓が胸部の左寄りに位置していることが関係しています。

　主気管支はその後、葉気管支に分岐します（右3本、左2本）。さらに区域気管支、気管支枝、細気管支、終末気管支、呼吸細気管支と細かく分岐していきます。ここまでで太さは約0.5mmにまで細くなっていますが、この先もなお数回分岐して肺胞管となり、肺胞に連なります。気管分岐から肺胞までの分岐回数は、およそ20回にも及びます。

　気管支は周辺にリンパ節が多く存在することも特徴です。

キーワード

気管
喉頭に続く気道で、気管支に分かれる部分（気管分岐）までをいう。外側前面をU字形の軟骨が多数連結して補強している。

主気管支
最初に分岐した気管支。心臓が胸部左寄りにあるため、主気管支の分岐角度、長さ、太さは左右で異なる。以後、約20回の分岐を繰り返して肺胞に至る。

メモ

気管支の分岐
気管支は次のように枝分かれしていく。
主気管支⇒葉気管支⇒区域気管支⇒細気管支⇒終末気管支⇒呼吸細気管支
肺は、肺内に入った気管支の分岐により左右およそ10区域に分かれる。区域は通常B^1〜B^{10}の番号で示される。

COLUMN

風邪のひき始めはどこから？

　気管の粘膜は線毛上皮で、表面に細かな毛が生えています。また、粘膜表面の腺からは粘液が常に分泌され、吸気とともに侵入した異物をくるみ、線毛運動によって外へ排出しようとします。これが痰です。しかし、上気道も下気道も外気に直接触れるために粘膜がダメージを受けやすく、粘液減少や線毛剥離などによって排出機能が低下すると、気道の違和感、さらにウイルスによる炎症を起こすようになります。これが風邪のひき始めです。

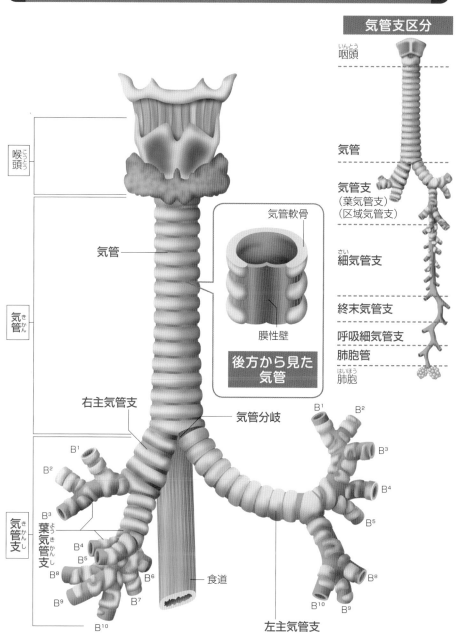

気管支区分

咽頭（いんとう）

気管

気管支
（葉気管支）
（区域気管支）

細気管支（さい）

終末気管支

呼吸細気管支

肺胞管

肺胞（はいほう）

喉頭（こうとう）

気管（きかん）

気管支（きかんし）

気管軟骨

膜性壁

後方から見た
気管

右主気管支

気管分岐

B¹
B²
B³
B⁴
B⁵

B¹
B²
B³
B⁴
B⁵
B⁸
B⁶
B⁹
B⁷
B¹⁰

葉気管支（ようきかんし）

食道

左主気管支

B¹
B²
B³
B⁴
B⁵
B⁸
B¹⁰
B⁹

5
章

呼吸器系

※ B¹ 〜 B¹⁰ の気管支の分岐区分には正面から見えないものもある

肺

ポイント
- ●肺の表面は横隔面、肋骨面、内側面に区分される。
- ●右の肺は3つの肺葉に分けられるが、左は2葉しかない。
- ●肺は肺胞の集合体で、血液を含んだスポンジ様の器官である。

左右の肺は大きさが異なる

　肺は呼吸の本質的機能を担う器官で、左右一対が胸郭の内部に収まっています。ロケットの先端を縦に割ったような形状をしており、表面は横隔面（肺底）、肋骨面、内側面（縦隔面）に区分けされます。内側面には肺動脈や肺静脈、気管支が出入りする肺門、心臓や動脈が入る圧痕と呼ばれるくぼみがあり、また最上端は肺尖と呼ばれます。

　構造的には、左右共に複数のブロックに分けられます。右肺は上葉、中葉、下葉の3つ（上葉と中葉を隔てる境界

キーワード

横隔面
肺底ともいい、横隔膜に接する肺の下部をいう。

肋骨面
肋骨に接する面のこと。

内側面
心臓を囲む面。縦隔面ともいう。

肺の外形

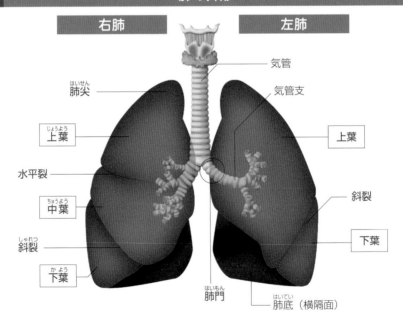

右肺　　　　左肺

気管

肺尖

気管支

上葉

上葉

水平裂

斜裂

中葉

下葉

斜裂

下葉

肺門

肺底（横隔面）

を水平裂、中葉と下葉の境界を斜裂（しゃれつ）という）、左肺は上葉と下葉の2つ（斜裂によって分割される）から成り、それぞれさらに小さな10ずつの**肺区域**に分けられます（**肺葉**や肺区域は気管支の分岐によって分けられた区分け）。

　左肺が2葉しかないのは、心臓が胸部の左寄りに位置することによります。そのため大きさも左右の肺で異なり、右肺は成人で500〜600gであるのに対し、左肺は400〜500gです。

メモ

スポンジのような気管

肺を形成しているのは肺胞という微細な袋状構造で、表面を無数の毛細血管が覆っています。そのため、肺はいわば「血液を多量に含んだスポンジ」のようになっています。

5章

呼吸器系

COLUMN
肺が先か 鰾（うきぶくろ）が先か

　肺は魚類の鰾と相同器官です。そのため、長い間「肺は鰾から進化した」と信じられてきました。しかし近年の研究では、逆に肺が鰾に変化したらしいことが分かってきました。現在では、初期の魚類が海棲から淡水棲に移行する過程で、海水より溶けている酸素量が少ない淡水での鰓（えら）呼吸を補うため原始的な肺を持つようになったが、進化するうちに鰓呼吸の機能が向上して肺呼吸の必要性がなくなり、鰾に変化したと考えられています。

肺の構造

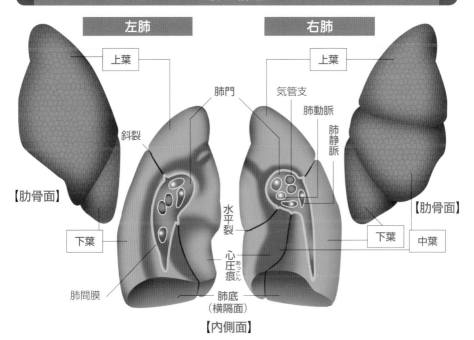

左肺
右肺

上葉
上葉
肺門
気管支
肺動脈
肺静脈
斜裂
【肋骨面】
【肋骨面】
水平裂
下葉
下葉
中葉
心圧痕（あっこん）
肺間膜
肺底（横隔面）
【内側面】

肺胞

●肺胞は細気管支の末端に連なる微細な袋状構造。
●肺胞の表面は毛細血管が取り囲み、ガス交換が行なわれる。
●ガス交換のための血管のほか、肺に栄養を送る血管も通っている。

1個1個は微細だが、合計すると巨大になる

　肺を構成する肺胞（はいほう）は、細気管支の末端（呼吸細気管支（こきゅうさいきかんし））にブドウ状に連なる袋状構造です。直径は0.1〜0.2mmと極めて微細ですが、1本の呼吸細気管支に連なる肺胞は1万5000〜2万個、左右を合わせた総数は約6億個にも上ります。また、すべての肺胞の表面積を合計した値（呼吸面積）は60〜80㎡、人によっては80〜100㎡に達します。

　呼吸細気管支と肺胞は肺胞管という管で結ばれ、肺胞と肺胞は極薄の肺胞中隔（はいほうちゅうかく）（結合組織と内面を覆う肺胞上皮（はいほうじょうひ）から成る）によって区切られています。表面は毛細血管が網状に取り囲み、肺胞中隔を通してガス交換（P.104参照）が行なわれます。すなわち、肺胞内の酸素は血中の赤血球に渡され、血漿（けっしょう）中の二酸化炭素が肺胞内に移ります。酸素を受け取った血液は肺静脈を経て心臓に戻った後、全身に送り出されます。

　肺にはガス交換の血管とは別に、肺胞自身に栄養分を送るための血管も通っています（気管支動脈・気管支静脈）。これは大動脈から気管支に沿って肺に入り、肺胞を経て肺を出た後、大静脈を通って心臓に戻るルートを描きます。

肺胞
細気管支の末端に連なる微細な袋状構造。毛細血管が取り囲み、酸素と二酸化炭素の交換が行なわれる。

肺胞上皮
肺胞の内面を覆う組織で、基底膜を介して毛細血管と接する。構成する細胞には、扁平なⅠ型と立方体様のⅡ型がある。Ⅱ型はⅠ型に挟まれる形で存在する。

 メモ

肺胞の表面積
すべての肺胞の表面積を合計すると60〜100㎡にもなるが、これは畳に換算すると40〜60枚分に相当する大きさ。

Athletics Column

エアロビクス

　エアロビクスは元々有酸素運動そのものを指します。1967年に米軍医が考案した心肺機能向上プログラムが起源で、ジョギングや自転車などによるトレーニングが中心でした。後年、理論がダンスに応用されると爆発的に普及し、今日では単に「エアロビクス」といったときは、このダンス形式を指すことがほとんどです。ただ、本来の意味からいえば、これはエアロビクスの1ジャンルにすぎず、「エアロビクスダンス」と呼ぶのが正確です。

肺胞の構造

取り込まれた酸素は肺動脈を通って肺胞に運ばれ、肺静脈を通って心臓に戻ります。

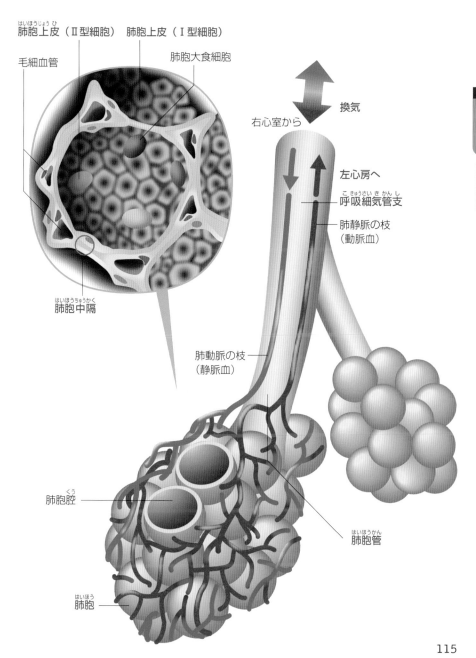

肺胞上皮（Ⅱ型細胞）　肺胞上皮（Ⅰ型細胞）

毛細血管

肺胞大食細胞

肺胞中隔

換気

右心室から

左心房へ

呼吸細気管支

肺静脈の枝
（動脈血）

肺動脈の枝
（静脈血）

肺胞腔

肺胞管

肺胞

胸郭と呼吸運動

ポイント
- ●肺は換気の機能がなく、呼吸は横隔膜と胸郭の運動で行なわれる。
- ●横隔膜が下がることで胸腔内が陰圧となり、吸気される（腹式呼吸）。
- ●胸郭が外側に拡張することでも吸気が行なわれる（胸式呼吸）。

呼吸の大半は横隔膜の上下運動に由来する

　肺自身には空気を出し入れする機能が備わっていません。換気を行なうには、外から肺に働きかける必要があります。その役割を果たすのが横隔膜と胸郭による呼吸運動です。

　横隔膜は胸郭の下口に張られたように位置する膜状の筋肉で、全体的にはドームのような形をしています（下口外縁に起始し、膜の中心で停止する）。収縮すると中央部が腹腔側に下がって平坦になり、これに伴って胸腔内の圧力が下がります。肺胞内も陰圧となり、外気が流れ込む仕組みです（吸気・吸息）。横隔膜が緩んで元に戻ると、胸腔内の圧力も上がり、肺胞内の気体は外へ排出されます（呼気・呼息）。横隔膜の上下運動（安静時呼吸で約1.5cm、深呼吸で約10cm）は腹腔にも影響し、腹部が膨らんだり縮んだりして見えるため、これを腹式呼吸と呼ぶこともあります。

　胸郭自体の運動も呼吸に作用します。外肋間筋が縮むと胸郭が前後左右に拡張して吸気に働き、緩むと胸郭は元に戻って呼気に働きます。これを胸式呼吸と呼びます。

　呼吸運動は腹式呼吸と胸式呼吸の"合わせ技"ですが、全体の約9割は腹式呼吸によるものです。

キーワード

横隔膜
胸腔と腹腔を隔てる膜状の筋肉。胸郭外縁に起始し、中央部（腱中心と呼ぶ）に停止する。全体は上に張り出したドーム形。

メモ

腹式呼吸
横隔膜の上下運動による呼吸。これに伴って腹腔が狭まるため、腹部は呼吸に合わせて外側に膨らんだり縮んだりする。このため「腹式」と呼称される。呼吸全体の9割を占める。

胸式呼吸
外肋間筋の収縮・伸展により胸郭が拡張・復元することで行なわれる呼吸。胸部が大きく上下するため、この名がある。通常は呼吸全体の1割だが、妊婦は横隔膜の運動が妨げられるため、胸式呼吸がメインとなる。

Athletics Column

ヨガとピラティスの呼吸法

　呼吸はフィットネスクラブなどで行なわれるエクササイズでも重視されます。特にマット運動では、呼吸法がポイントになっているようです。全般的にリラックス系は腹式呼吸、トレーニング系は胸式呼吸を意識するよう指導されます。前者の代表がヨガで、緩やかな腹式呼吸で心身の調整を図ります。後者の代表は近年普及してきたピラティスで、深層筋を鍛える目的から、腹部をへこませ、胸式呼吸を意識して行なうのが特徴です。

胸郭と呼吸の運動

吸息は胸郭を広げて肺に空気を取り込む動作、呼息は逆に胸郭を縮めて肺の空気を送り出す動作です。

吸息（息を吸う）

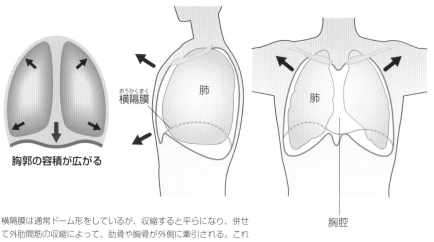

胸郭の容積が広がる

横隔膜（おうかくまく）

肺

肺

胸腔

横隔膜は通常ドーム形をしているが、収縮すると平らになり、併せて外肋間筋の収縮によって、肋骨や胸骨が外側に牽引される。これにより胸腔内の圧力が低下し、肺が拡張して外気の流入が起こる。

呼息（息を吐く）

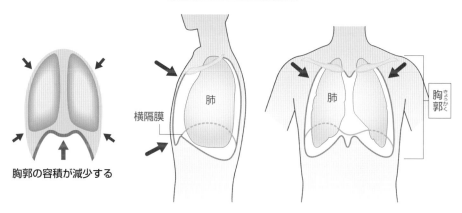

胸郭の容積が減少する

横隔膜

肺

横隔膜

肺

胸郭（きょうかく）

収縮していた横隔膜や外肋間筋が伸展して元の形に戻る際、その復元力で胸腔内の圧力が上昇し、肺から空気が押し出される。自然な呼息からさらに息を吐き出そうとするときには、内肋間筋が収縮する。

胸膜

 ポイント
- ●肺は胸膜に包まれて胸郭内に収まっている。
- ●胸膜は二重構造で、外側を壁側胸膜、内側を肺胸膜と呼ぶ。
- ●二重の胸膜の間には胸膜腔があり、胸膜液で満たされている。

肺は全体が二重の袋で包まれている

　肺は心臓とともに胸郭の内側（胸腔）に収まっていますが、その間には胸膜があります。言い換えると、胸膜に包まれた肺を胸郭が収めていることになります。胸膜は二重構造で、外側（胸腔の内面に接する側）を壁側胸膜、内側（肺に接する側）を肺胸膜（臓側胸膜）と呼びます。その間は胸膜腔という閉鎖空間になっており、胸膜から分泌された胸膜液が満たしています（液体が入った袋でくるんだ状態に例えられる）。これによってクッションが働き、胸郭の呼吸運動が肺に及ぼす摩擦の影響を小さくしています。

　壁側胸膜は、さらに肋骨胸膜（胸壁内面に接する側）、横隔胸膜（横隔膜に接する側）、縦隔胸膜（心臓側）の3つに区分されます。また、壁側胸膜の最頂部（肺尖を覆う部分）を特に胸膜頂といい、胸膜上膜が連結しています。胸膜上膜は頚部から延びる筋膜でシブソン筋膜とも呼ばれ、肺が垂れ下がらないようにつなぎとめる作用に働いています。

　気管支や血管は肺門から胸膜を貫いて肺の内部に進入していますが、その連結部は肺間膜によって補強され、胸膜腔の閉鎖性が保たれるようになっています。

 キーワード

胸膜
肺全体と心臓を包む漿膜（しょうまく）。二重構造になっており、胸郭に接する側を壁側胸膜、肺に接する側を肺胸膜あるいは臓側胸膜と呼ぶ。

胸膜腔
壁側胸膜と肺胸膜に挟まれた閉鎖空間で、胸膜液が満たしている。内部の圧力は周囲より小さく、肺の吸気にも作用する。そのため、閉鎖性が失われると、呼吸運動が阻害される（気胸）。

COLUMN

横隔膜の3つの穴

　気管支が胸膜を貫いて肺に進入しているのと同様に、横隔膜も食道や大動脈、大静脈が貫いています。食道が通る穴は食道裂孔、大動脈が通る穴は大動脈裂孔、大静脈が通る穴は大静脈孔といいます。横隔膜は通常ドーム形なので、各孔が位置する高さも異なります。なお「裂孔」とは径の変動（太くなったり、細くなったり）に対応したつくりになっている孔のことです。大静脈はほとんど太さが変わらないため、裂孔にはなっていません。

胸膜と胸膜腔

胸膜は肺の表面と胸郭の内面を覆う漿膜です。肺門で折り返した袋状になっていて、中は胸膜液という少量の液体で満たされ、呼吸運動に際して起こる摩擦を軽減しています。

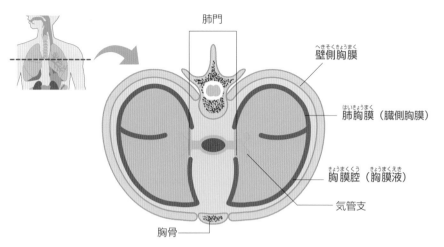

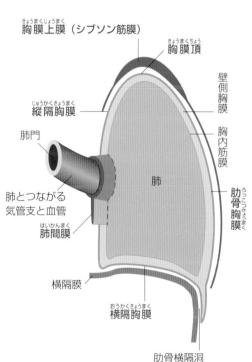

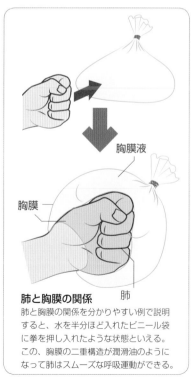

肺と胸膜の関係

肺と胸膜の関係を分かりやすい例で説明すると、水を半分ほど入れたビニール袋に拳を押し入れたような状態といえる。この、胸膜の二重構造が潤滑油のようになって肺はスムーズな呼吸運動ができる。

咳とくしゃみ

ポイント

- ●咳とくしゃみは呼吸器への異物侵入を阻止する反射である。
- ●くしゃみは鼻腔の刺激が三叉神経を経て反射中枢に伝わって起こる。
- ●咳は気管や気管支の刺激が迷走神経により反射中枢に伝わって起こる。

風速 200km/h の呼気で異物の排出を図る

咳とくしゃみは呼吸器の防御反応で、どちらも延髄に中枢がある反射です。異物が気道の奥深くに至らないよう、呼気を一気に吐き出して体外への排出を図るものです。

くしゃみは鼻腔の粘膜が刺激されることによって起こります。刺激の信号は三叉神経を経由して延髄の反射中枢に伝達され、反応の命令が、呼吸筋（横隔膜・肋間筋・腹壁筋など）に働く神経（横隔膜に働く横隔神経など）、顔面神経、舌咽神経などに発信されます。命令を受けると〈大きく吸息する〉→〈声門を閉じて胸腔内の圧力を高める〉→〈急に開放し、肺の内部の気体を一気に排出する〉といった一連の反応が発現します。このとき、くしゃみの風速は時速200kmにも達するといわれます。

咳は気管や気管支の粘膜が刺激されることで起こります。刺激を反射中枢に伝達するのは迷走神経で、横隔神経や肋間神経を通して横隔膜や呼吸筋に反応命令が出されます。くしゃみ同様、大きく息を吸ってから声門を閉鎖して気道や肺の内圧を上げ、急に開放して一気に呼気を吐き出します。咳の風速も時速200〜300kmに達するといわれます。

三叉神経
顔面の感覚を伝達する神経で、眼神経や上顎神経、下顎神経から成る。

迷走神経
咽頭や気管、気管支、心臓、そのほかの臓器など広い範囲に分布する神経で、運動神経、知覚神経など種類も多い。

COLUMN

太陽を見てくしゃみが出る、耳掃除で咳が出る

太陽を見るとくしゃみが出る人がいます。「光くしゃみ反射」とも呼ばれ、日本人では25〜30%にこの反応が現れるといいます。その仕組みはハッキリしませんが、光が鼻腔に何らかの刺激を起こし、それが反射中枢に伝えられると考えられます。咳も気道の刺激とは無関係な場合があります。迷走神経であれば、どこを刺激しても反応する可能性があるため、中には耳掃除すると咳が出る人もいます。外耳道に迷走神経が分布しているためです。

くしゃみの反射

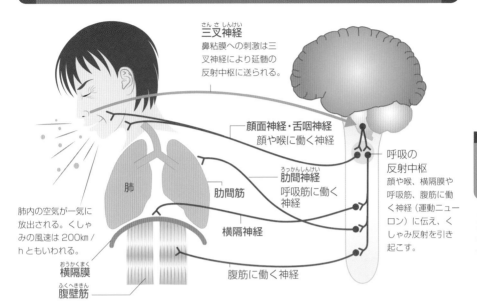

三叉神経 (さんさしんけい)
鼻粘膜への刺激は三叉神経により延髄の反射中枢に送られる。

顔面神経・舌咽神経
顔や喉に働く神経

肋間神経 (ろっかんしんけい)
呼吸筋に働く神経

肋間筋

横隔神経

腹筋に働く神経

呼吸の反射中枢
顔や喉、横隔膜や呼吸筋、腹筋に働く神経（運動ニューロン）に伝え、くしゃみ反射を引き起こす。

肺

肺内の空気が一気に放出される。くしゃみの風速は200km/hともいわれる。

横隔膜 (おうかくまく)
腹壁筋 (ふくへききん)

咳の反射

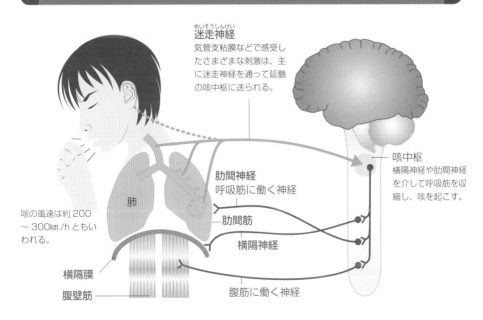

迷走神経 (めいそうしんけい)
気管支粘膜などで感受したさまざまな刺激は、主に迷走神経を通って延髄の咳中枢に送られる。

肋間神経
呼吸筋に働く神経

肋間筋

横隔神経

腹筋に働く神経

咳中枢
横隔神経や肋間神経を介して呼吸筋を収縮し、咳を起こす。

肺

咳の風速は約200～300km/hともいわれる。

横隔膜

腹壁筋

エネルギーを得る仕組み

　第３章「筋肉の概要②」（P.58 参照）で触れた通り、筋組織は収縮・伸展によって運動を生み出します。この筋肉収縮のエネルギー源は「ATP」（アデノシン三リン酸）という物質です。ATP の"原料"となるのが糖質（炭水化物）、脂質、たんぱく質の「三大栄養素」で、これらはエネルギー産生にかかわることから「熱源栄養素」とも呼ばれます。ただし、通常利用されるのは糖質と脂質がメインで、たんぱく質が使われるのは、糖質と脂質が不足したときや、たんぱく質が過剰なときなどに限られます。

　ATP の合成過程には「筋肉内に蓄えられているクレアチンリン酸（CP）を分解して合成する過程」「糖質の分解による過程」「クエン酸に始まる円環的な化学反応による過程」の３つがあり、それぞれ「ATP-CP 系」「解糖系」「TCA 回路系」と呼ばれます。このうち ATP-CP 系は、貯蔵できるクレアチンリン酸の量が極めて少ないため、10 秒足らずしかエネルギーを持続できません。

　一方、解糖系と TCA 回路系は、継続してエネルギーを生み出すことができます。解糖系では筋肉内のグリコーゲンや血中のグルコース（ブドウ糖）から ATP がつくられ、TCA 回路系では、解糖系で生成されたピルビン酸から変化した「アセチルコエンザイム A」（アセチル CoA）が、クエン酸に始まる化学変化の環に投入されることで ATP が合成されます。なお、アセチル CoA は脂肪酸からもつくられます。

循環器系

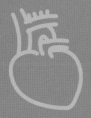

血液循環の概要

- ●循環器系は血液によって酸素や栄養分を全身に輸送するシステム。
- ●血液循環は体循環と肺循環の2つが同時に機能して成り立っている。
- ●心血管系の補助的な役割を担っているのがリンパ系である。

循環器系は体内の大物流システム

　肺で取り入れられた酸素も、小腸で吸収された栄養分も、必要としている組織まで運ばれなければ意味がありません。その輸送を担っているのが血液であり、これを全身くまなく行き渡らせる仕組みが循環器系と呼ばれるものです。

　循環器系の中核は心臓で、強力なポンプとして機能し、全身から送られてくる血液を再び全身に送り出す働きを生涯にわたって続けます。

　血液の流れには2つのルートがあります。1つは全身の各組織に血液を運ぶためのルートで、心臓から大動脈として出発し、各組織で毛細血管に分岐した後、再び大静脈に収束して心臓へと戻ります。これを体循環と呼びます。心臓へ戻った血液は二酸化炭素を多く含むため、いったん肺へ送ってガス交換を行ない、酸素濃度を高めて再び心臓に戻されます。これがもう1つのルートで肺循環といいます。

心臓は1個で2つの循環に対応している

　血液循環は、体循環と肺循環の2つが同時に機能することで成り立ちます。そのため、心臓は内部が4室に分かれ、2つの循環に同時対応する仕組みを備えています。

　循環器系における"輸送手段"としては、血液のほかにリンパもあります。血液では運べない栄養分（脂肪など）の輸送に働くなど血液循環の補助的な役割を担い、全身に張りめぐらされたリンパ管を通して体内をゆっくり循環しています。この体系は特にリンパ系と呼ばれます。これに対し、血液循環の体系は心血管系と呼ばれます。

肺循環と体循環
肺循環は肺で酸素と二酸化炭素のガス交換を行なうための血液循環。体循環は全身の組織に栄養や酸素を送り届け、二酸化炭素や老廃物を回収するための血液循環。

血液
組織細胞に酸素や栄養を届け、二酸化炭素や老廃物を回収するための輸送手段。固形成分である赤血球、白血球、血小板や、液体成分の血漿などから成る。

リンパ
リンパ球と、間質液（組織液）を元とするリンパ漿から成る液状組織。

血液循環の仕組み

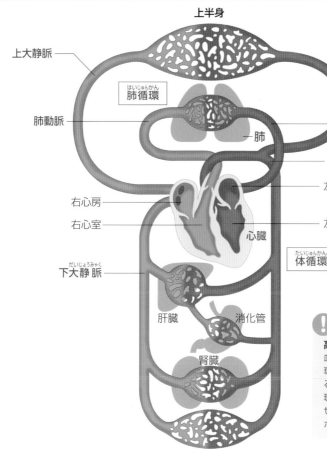

上半身

上大静脈

肺循環（はいじゅんかん）

肺動脈

肺静脈

肺

大動脈（だいどうみゃく）とその分岐

左心房

右心房

右心室

左心室

心臓

体循環（たいじゅんかん）

下大静脈（だいじょうみゃく）

肝臓

消化管

腎臓

下半身

6
章

循環器系

> **! ワンポイント**
>
> **高性能ポンプ**
> 血液循環は、肺循環と体循環によって成り立っている。心臓は、この2つの循環システムを同時に機能させている、極めて高性能なポンプ。

体循環と肺循環

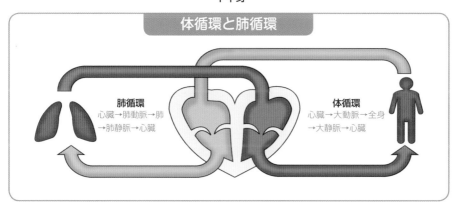

肺循環
心臓→肺動脈→肺
→肺静脈→心臓

体循環
心臓→大動脈→全身
→大静脈→心臓

赤血球と血小板

ポイント

- 酸素を運ぶ働きを持つ赤血球は、血液の半分近くを占める。
- 血小板は出血を止める働きを持つ。
- 赤血球も血小板も、骨髄でつくられ、古くなると脾臓で壊される。

赤血球の構造と働き

　赤血球（せっけっきゅう）は血液の 40 ～ 45％を占めます。赤血球は 1 μℓ（1mm³）の血液の中に 450 ～ 500 万個あります。

　赤血球の直径は 7 ～ 8μm で、中央が凹んだ円盤の形をしています。これは赤血球がつくられる過程で細胞核が抜けるからです。赤血球はこの形をしていることで、自分の直径より細い毛細血管にも入っていくことができます。

　赤血球の中には**ヘモグロビン**という赤い色素が入っています。血液が赤いのは半分近くを占める赤血球が赤いからです。ヘモグロビンは酸素と結びつきやすい性質を持ち、肺から全身に酸素を運ぶ働きをしています。

　赤血球は、**骨髄**（こつずい）で**造血幹細胞**（ぞうけつかんさいぼう）が分化することでつくられます。寿命はおよそ 120 日で、古くなった赤血球は脾臓（ひぞう）で破壊され、中のヘモグロビンは分解されて、新しい赤血球の原料や胆汁の成分に再利用されます。

血小板の構造と働き

　血小板（けっしょうばん）は核を持たず、不規則な形をした小さい血球（けっきゅう）で、血管内にいるときは円盤のような形をしています。骨髄で造血幹細胞からつくられる過程で、巨核球がちぎれるようにしてつくられます。血小板は 1 μℓ（1mm³）の血液の中に 20 ～ 40 万個あります。寿命は 10 日ほどで、古くなると脾臓で壊されます。

　血小板の働きは**止血**（しけつ）です。血管が破れるとそこに集まってくっつき、止血にかかわる物質を活性化させる物質を放出して、出血を止めます。

試験に出る語句

ヘモグロビン
鉄とたんぱく質でできた赤い色素で、酸素と結びつく性質を持つ。酸素と結合すると鮮やかな赤になり、酸素を離すと暗赤色になる。

造血幹細胞
骨髄にあり、赤血球、血小板、白血球の元になる細胞。各血球はこれが分化してつくられる。

キーワード

骨髄
長骨の骨幹部や腸骨、胸骨などの扁平骨の中にあり、血球をつくる。造血機能が盛んで赤く見えるものを赤色骨髄、年齢とともに脂肪に置き換わり造血機能を失ったものを黄色骨髄という。

止血
止血機能には、血小板のほか、血漿中にあるフィブリノゲンやカルシウムイオンなど多くの成分が複雑にかかわっている。それら止血にかかわるものを血液凝固因子という。

メモ

血球
骨髄でできた血球は、骨質にあるハバース管やフォルクマン管といったトンネルの中を通る血管によって骨の外に送り出される。

血液に含まれる成分

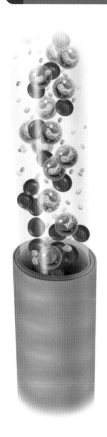

赤血球

直径7〜8μmの無核の血球。細胞質はヘモグロビンで満たされ、ガス交換に働く。

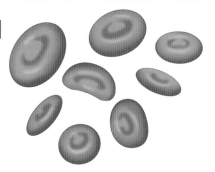

血小板

巨核球（P.129参照）の細胞質がちぎれてできた、直径2〜3μmの無核の細胞片。

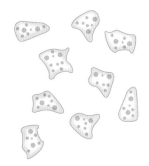

白血球

核を持つ血球（P.128参照）。

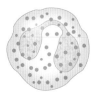

血球の分化

血液細胞は分化してだんだん小型になっていく（P.145参照）。

幹細胞				
	骨髄系幹細胞	赤芽球	赤血球	
		巨核芽球	血小板	
		骨髄芽球	顆粒球	好酸球 / 好塩基球 / 好中球
		単芽球	単球	マクロファージ
	リンパ系幹細胞	リンパ芽球	リンパ球	B細胞 / T細胞

127

循環器系 # 白血球

ポイント
- ●白血球には顆粒球、単球、リンパ球という種類がある。
- ●白血球の 60 ～ 70％を占める好中球は貪食作用を持つ。
- ●免疫機能の中心を担うリンパ球にはいくつかのタイプがある。

3 種類の白血球が免疫機能を担う

　白血球は核を持つ血球で、細菌やウイルス、異物などによる攻撃からからだを守る免疫機能にかかわっています。血球の中では最も数が少なく、1 $\mu\ell$（1㎣）の血液中に 6000 ～ 8000 個ほどあるのが普通です。

　白血球には顆粒球、単球、リンパ球という種類があり、それぞれ働きが違います。

　顆粒球とは、細胞の中に顆粒と呼ばれる粒が見える白血球のことです。顆粒球には、好中球、好酸球、好塩基球の種類があります。いずれも直径は 12 ～ 15 μm程度です。

　好中球は白血球の 60 ～ 70％を占めます。細菌などが侵入するといち早く集まり、外敵を取り込んで殺します。このような働きを貪食作用といいます。好酸球と好塩基球は数は少なく、アレルギーに関係していると考えられていますが、その機能ははっきり分かっていません。

外敵を倒すマクロファージ

　単球は直径 20 ～ 30 μm程度の大きい白血球で、顆粒はありません。血液の中にいるときは丸い形をしていますが、血管から外の組織に出るとアメーバのような形のマクロファージになります。マクロファージにも貪食作用があり、侵入する外敵を取り込んで殺します。また取り込んで破壊した外敵のかけらをリンパ球のT細胞に提示し、外敵の侵入を知らせる働きから、抗原提示細胞とも呼ばれます。

　リンパ球は直径 6 ～ 15 μmのやや小さい白血球で、白血球の 20 ～ 30％を占めます。T細胞、B細胞などの種類が

試験に出る語句

貪食作用（食作用）
侵入した細菌などの外敵を自分の中に取り込んで殺す働き。好中球やマクロファージの働き。

抗体
リンパ球のB細胞がつくるたんぱく質。免疫グロブリンともいう。ある外敵に対する免疫グロブリンは、その外敵を担当するB細胞がオーダーメイドでつくる。

抗原提示細胞
マクロファージは、偽足を伸ばして細菌などをどんどん取り込んで貪食する。

キーワード

好中球
白血球の中で最も多く、貪食作用を持つ。傷が化膿したときに出る膿は、細菌などを取り込んで死んだ好中球の死骸である。

T細胞
Tリンパ球ともいう。免疫機能の司令塔のヘルパーT細胞、外敵に侵された細胞を壊して片付けるキラーT細胞、外敵の排除が完了すると免疫機能を抑制するサプレッサーT細胞がある。

あり、それぞれ別の働きを持って免疫機能を担います。たとえば侵入した外敵の情報を受けたT細胞は自ら増殖し、B細胞に抗体をつくるように指示を出し、別の特別なT細胞には外敵に侵された細胞を処理させます。

白血球の分類

顆粒球

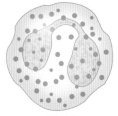

好酸球

約14㎛の白血球。多くは粘膜に見られ、喘息などのアレルギー疾患で増加。

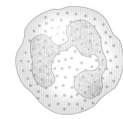

好中球

約12～14㎛の球形。炎症部位や感染箇所に真っ先に向かって細菌を貪食する。

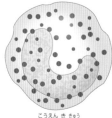

好塩基球

約12～14㎛の白血球。顆粒にはヘパリンやヒスタミンなどが含まれる。

リンパ球

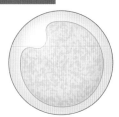

約10㎛で、免疫反応に中心的な役割を果たす。白血球の中で好中球の次に多い。

単球

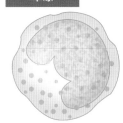

20～30㎛で白血球の中で最も大きい。細菌・異物・ウイルス感染細胞・腫瘍細胞などを貪食・分解する。

巨核球から血小板へ

巨核球は骨髄中に存在する最大の細胞である。成熟すると細胞質を突起に変化させ、骨髄の洞様血管壁の小孔から血管内にその突起を伸ばす。その突起が血流によりちぎれて、断片が血小板になる（1個の巨核球から数千個の血小板が産出される）。血小板を産出し、残された巨核球の核はマクロファージに補足分解される。

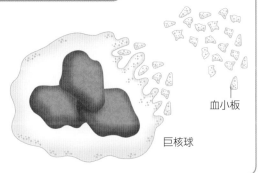

血小板

巨核球

心臓の構造

●心臓は左右2対の心房・心室から成るポンプである。
●心房と心室の境、及び心室からの出口には、逆流を防ぐ弁がある。
●心臓全体は心膜でできた袋に包まれている。

心臓は強力な "2気筒エンジン"

　血液のポンプとして働く心臓は、体循環と肺循環の2つに対応するため、2つのシリンダーが合体したような内部構造をしています。具体的には左右2対の内腔、すなわち右心房・右心室と左心房・左心室に分かれ、左右の心房・心室のペアが別々の働きをするポンプとして機能します（右心房・右心室は全身から回収した血液を肺循環に回し、左心房・左心室は肺から戻った血液を体循環に回す）。心房と心室は房室弁で区切られ、また右心室の肺動脈口と左心室の大動脈口にも動脈弁があって、共に血液の逆流を防いでいます（房室弁は心室から延びるひも状の腱索、動脈弁は心室側に膨らんだ形状により、逆流を防止する）。

心臓壁の主体は分厚い心筋層

　心臓壁は3層から成り立っています。メインは厚い心筋組織から成る心筋層で、全身に血液を送り出す左心室で特に厚くなっています（右心室の約3倍）。また、心房と心室の筋肉は境界部の線維輪で区切られ、伸縮の独立性が保たれています。なお、心筋層は一定間隔での伸縮に大きなエネルギーを必要とするため、心臓は体循環から半ば独立した "専用の血管"（冠状血管・P.134参照）を備えています。
　心筋層を内と外から挟んでいるのが心内膜と心外膜です。ちなみに心臓の弁は心内膜に由来します（心筋ではないので自身で開閉できない）。さらに心臓全体は心膜に包まれています。心膜と心臓の間に形成される空間は心膜腔（心嚢）といい、その中の漿液が拍動に伴う摩擦を軽減しています。

 キーワード

心房・心室
心房は血液を受け入れる部屋。心室は血液を送り出す部屋。隣り合う左右の心房を隔てる壁を心房中隔、左右の心室を隔てる壁は心室中隔という。心室中隔の方が厚い。

房室弁
心房と心室を分ける弁で、右房室弁は三尖弁、左房室弁は僧帽弁とも呼ばれる。

心内膜・心外膜
心内膜は単層扁平上皮から成る内皮細胞と結合組織、心外膜は漿膜と脂肪組織からできている。心内膜は血管内皮に続いている。

線維輪
左右の心房と心室の境界を形成する結合組織。心房筋と心室筋はこれによって区切られ、刺激伝導系によってのみ連絡する。電気的連絡路が1つだけであることが、心拍リズムの保持につながっている。

心膜
心臓を包む弾力性に乏しい膜で、袋になった内部を心膜腔または心嚢という。内面は漿膜で覆われる。

心臓内腔の仕組み

心臓の内部は4室に分かれています。右心房・右心室は肺へ血液を送り出す役割を担っているポンプ、左心房・左心室は全身に血液を送り出す役割を担っているポンプです。

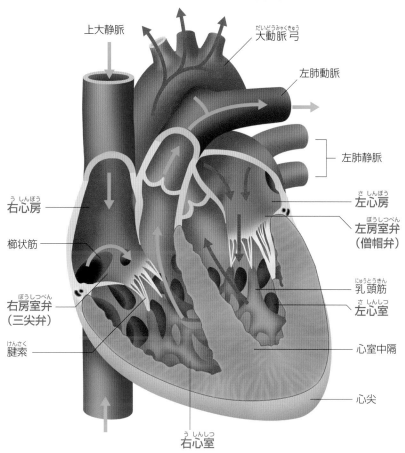

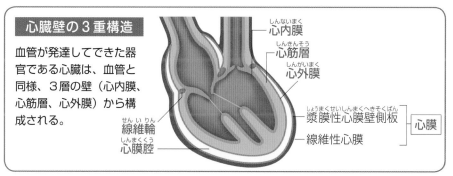

心臓壁の3重構造

血管が発達してできた器官である心臓は、血管と同様、3層の壁（心内膜、心筋層、心外膜）から構成される。

心臓の機能

ポイント

●心臓内の血液は一度肺へ送られ、戻ってから改めて全身に送られる。
●洞房結節で起こった特殊心筋の興奮が広がることで心臓は収縮する。
●特殊心筋の緊張が伝達する経路を刺激伝達系と呼ぶ。

心臓の動きにも"起点"がある

心臓を中心とした血液の流れは「右心房→右心室→肺動脈→肺→肺静脈→左心房→左心室」となります（右心房には全身から回収された血液が入り、左心室からは全身へ向けて血液が排出される）。まず肺循環させて血液に酸素を取り入れ（代わりに二酸化炭素を除去する）、いったん心臓に戻してから、改めて全身に送り出しているわけです。

血流の起動力である心筋の伸縮は、左右の心房・心室で同時に起きるため、心臓は全体が周期的に拍動します。具体的には、右心房の洞房結節（キース・フラック結節）に起こった緊張が心房中隔下部の房室結節（田原結節）に伝わり、さらに左右の心室に及ぶことで収縮します（房室結節から延びるヒス束が左右に枝分かれした後、網状のプルキンエ線維となって心室内面に広がる）。この緊張伝達にかかわる心筋を特殊心筋といい、伝達経路を刺激伝達系と呼びます。心筋の興奮はこのルートでしか伝わらないため、他の筋肉の緊張が影響することなく、一定の拍動が保たれることになります。なお、特殊心筋の収縮は自律的な反応ですが、刺激伝達系自体は自律神経系に制御されています。

試験に出る語句

刺激伝達系
特殊心筋の緊張が心室に伝達する経路。自律神経系に制御される（洞房結節に働きかける）。交感神経は心拍の亢進に、副交感神経は心拍の抑制に作用する。

キーワード

洞房結節
キース・フラック結節、またペースメーカーとも呼ばれる。毎分約70回の緊張が、刺激伝達系へ伝わる。

房室結節
田原結節ともいう。洞房結節の緊張を心室全体へ拡張するための中継に働く。

特殊心筋
刺激伝達系を形成する心筋で、自律的に収縮する能力がある。これ以外の心筋は普通心筋と呼ぶ。

Athletics Column

心拍数トレーニング

やみくもに激しい運動をするより、適切な強度の運動に取り組んだ方が、トレーニング効果はアップするといわれます。目安になるのが心拍数で、一般には「220−年齢」で得られる「最大心拍数」を用いる方法が知られています。例えば、最大心拍数の60〜70%を「目標心拍数」とし、これを維持するように運動すると体脂肪を効率的に燃焼できるとされます。目標心拍数の算出には、最大心拍数に「安静時心拍数」を考慮する計算法もあります。

心臓の刺激伝達系

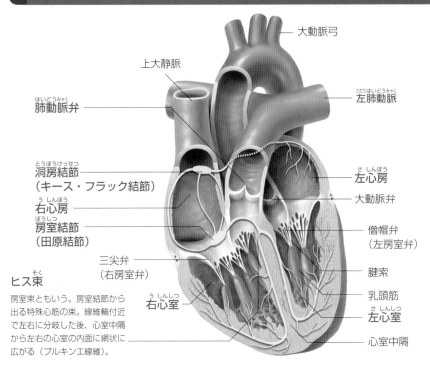

大動脈弓

上大静脈

肺動脈弁
（はいどうみゃくべん）

左肺動脈
（ひだりはいどうみゃく）

洞房結節
（とうぼうけっせつ）
（キース・フラック結節）

左心房
（さしんぼう）

右心房
（うしんぼう）

大動脈弁

房室結節
（ぼうしつ）
（田原結節）

僧帽弁
（左房室弁）

三尖弁
（右房室弁）

腱索

右心室
（うしんしつ）

乳頭筋

左心室
（さしんしつ）

心室中隔

ヒス束（そく）

房室束ともいう。房室結節から出る特殊心筋の束。線維輪付近で左右に分岐した後、心室中隔から左右の心室の内面に網状に広がる（プルキンエ線維）。

心臓内の血液の流れ

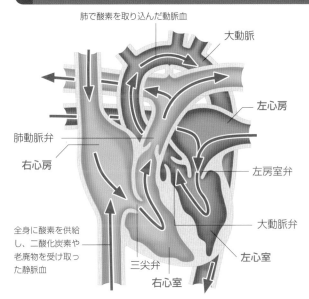

肺で酸素を取り込んだ動脈血

大動脈

肺動脈弁

右心房

左心房

左房室弁

大動脈弁

全身に酸素を供給し、二酸化炭素や老廃物を受け取った静脈血

三尖弁

右心室

左心室

全身から送られてきた静脈血はいったん右心房に入り、右心室から肺へ送られる。肺で二酸化炭素を分離し、酸素を供給された動脈血は、いったん左心房に入った後、左心室から全身へ向けて排出される。この流れは一方通行で、逆流しないよう、心房や心室の出口には弁が装備されている。

> **!** **ワンポイント**
>
> **拍動の仕組み**
> 脈動は心臓の周期的な伸縮運動。「心室の収縮開始〜動脈弁閉鎖」を収縮期、「動脈弁閉鎖〜心室の収縮開始」までの拡張期に区分される。拡張は心室の収縮中に心房から始まり、心室へと広がる。

冠血管

ポイント
- ●心臓には大動脈から分岐して専用の動脈（冠動脈）が延びている。
- ●冠動脈は左右2系統あり、それぞれ心臓の半分ずつを担当している。
- ●冠動脈の"枝"は相互に連絡していないので、詰まると非常に危険。

心臓はVIP待遇で新鮮な血液を受け取る

　休むことなく伸展を繰り返している心臓は、ほかの器官に比べてひと際多いエネルギーを消費します。そのため、心臓には専用の血管が通り、酸素と栄養が供給されています。

　この血管は心臓を王冠のように取り巻くため冠状血管と呼ばれます。ただし、心臓外壁に視認できるのは左右2本の冠動脈だけで、静脈は心臓壁を細かく分岐して走り、主要血管は存在しません。すなわち冠静脈とは、心臓全体に広がり、最終的に心臓背面の冠静脈洞に収束する静脈群（左心房斜静脈、大・中・小心静脈など）の総称です。

　静脈は冠静脈洞経由で右心房に戻りますが、一部は直接右心房につながっています。

冠動脈は連結がほとんどない

　冠動脈は大動脈から最初に分岐する動脈です。つまり、最も新鮮な血液を心臓に供給しているわけです（冠動脈に送られる血液は、心臓を出る血液の5～10％に達する）。大動脈の基部にある左右の大動脈洞（バルサルバ洞）を起点とし、心臓の右側から後ろ半分を右冠動脈が、左側から前半分を左冠動脈が担当します。右冠動脈はさらに右外縁枝（鋭縁枝）や後室間枝（後下行枝）に分岐するほか、洞房結節にも枝線を延ばしています。また左冠動脈は、前室間枝（前下行枝）、回旋枝、左外縁枝（鈍縁枝）に分かれます。これらの枝線は、相互の連結がほとんどない終動脈です。そのため、閉塞が起こるとその先に血液が届かなくなり、組織が壊死する（心筋梗塞）危険があります。

試験に出る語句

終動脈
いわゆる"バイパス"（迂回路）を持たない動脈。血管相互の連結がほとんどなく、閉塞が起こるとその先に血液が届かなくなる。

キーワード

冠動脈
心筋に血液を供給している動脈。大動脈から最初に分岐する動脈で、右冠動脈と左冠動脈がある。

右外縁枝（鋭縁枝）
右冠動脈の枝線。心臓の右側面に分布する。

後室間枝（後下行枝）
右冠動脈の枝線。右心房や心室後部に分布する。

前室間枝（前下行枝）
左冠動脈の枝線。心室前部に分布する。

回旋枝
左冠動脈の枝線。左心房に分布する。

左外縁枝（鈍縁枝）
左冠動脈の枝線。左心房に分布する。

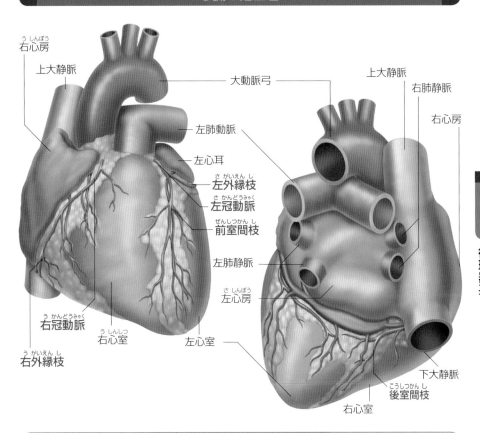

右心房（うしんぼう）
上大静脈
大動脈弓
左肺動脈
左心耳
左外縁枝（さがいえんし）
左冠動脈（さかんどうみゃく）
前室間枝（ぜんしつかんし）
左肺静脈
左心房（さしんぼう）
右冠動脈（うかんどうみゃく）
右心室（うしんしつ）
左心室
右外縁枝（うがいえんし）

上大静脈
右肺静脈
右心房
下大静脈
後室間枝（こうしつかんし）
右心室

6章 循環器系

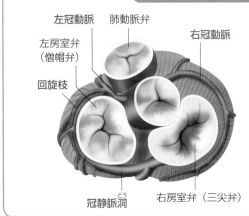

左冠動脈
肺動脈弁
右冠動脈
左房室弁（僧帽弁）
回旋枝
冠静脈洞（どう）
右房室弁（三尖弁）

冠動脈は左右2本あり、どちらも大動脈洞（大動脈が心臓に接続している部分）から出発し、心筋全体に動脈血を供給する（冠動脈の血流は心臓の拡張期に増加する）。灌流後、静脈血の約80％は心臓の後側にある冠静脈洞に収束して下大静脈の内側から右心房に入り、残り約20％の静脈血は細い静脈から直接右心房に戻る（「冠静脈」と呼ぶべき主軸となる血管はない）。

血管の組織構造

- ●血管壁は内膜、中膜、外膜から成るが、動脈と静脈では厚さが異なる。
- ●動脈壁は中膜が厚く発達し、高い弾力性を保っている。
- ●静脈壁は薄いが、内側の所々に弁があり、血液の逆流を防いでいる。

血管は内部の圧力に対応した精巧なチューブ

　心臓を出発する血管が動脈、心臓に戻る血管が静脈です。したがって動脈を流れる血液（動脈血）は酸素を多く含み、静脈を通る血液（静脈血）は二酸化炭素を多く含みますが、肺動脈には静脈血が、肺静脈には動脈血が流れています。

　動脈も静脈も壁は３層構造です。すなわち、内膜（内皮細胞と、弾性線維からできた内弾性板から成る）、中膜（平滑筋と弾性線維から成る）、外膜（疎性結合組織から成る）の３つから構成されていますが、壁は動脈の方が厚く、特に中膜が発達し、高い弾力性を保っています。なかでも心臓を出る大動脈の弾性は特に高く（中膜の弾性線維が豊富）、弾力が血流の持続にも作用しています（このタイプを弾性動脈という）。

　一方、細い動脈の中膜は平滑筋の割合が多く、この働きによって血流を調整しています（筋性動脈）。

正しい血液は血圧で保たれる

　静脈の壁は動脈壁より薄く、特に内膜と中膜が薄くなっています。その一方で、内膜の所々に動脈には見られない弁（静脈弁）があり、血液の逆流を防いでいます。

　動脈と静脈の壁厚の違いや弁の有無は、血管壁が受ける血流の圧力、すなわち血圧の違いによります。血圧は心臓の収縮時に最も高く、心臓内で120mmHg、大動脈で100mmHgにもなります（収縮期血圧・最高血圧）。拡張時の心臓内血圧はほとんど０ですが、動脈では壁の弾力が働いて80mmHg程度を維持する（拡張期血圧・最低血圧）ため、

試験に出る語句

血圧
広義には心臓壁や静脈壁が受ける血液の圧力を指すが、臨床でいう「血圧」は動脈血圧を指す。心臓収縮時の血圧を収縮期血圧（最高血圧）、拡張時の血圧を拡張期血圧（最低血圧）、両者の差を脈圧という。正常な血圧は120～80mmHgに収まる。脈圧は通常50mmHgである。

キーワード

血管壁の構造
動脈も静脈も内膜、中膜、外膜の３層で構成される。動脈は中膜が厚く発達している。静脈は壁が薄くなっているが、内部に逆流を防止する弁を備えている。

弾性動脈
大動脈などをつくる動脈で、中膜の弾性線維が極めて多く、高い弾力性を示す。

筋性動脈
平滑筋が発達した内膜を持つ動脈。分配動脈とも。

静脈弁
静脈の内面に存在する弁。血圧が極めて低い静脈内の正常な血流を保つため、血流の方向に開いて逆流を防いでいる。

正常な血流が保たれます。

　一方、大静脈の血圧は極めて小さく、それだけで心臓まで還流させることができません。そのため、胸腔と心房の陰圧や、筋収縮が血流をサポートしています。

動脈と静脈の組織構造

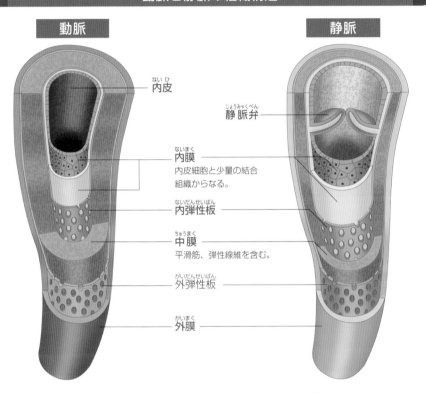

動脈

静脈

内皮（ないひ）

静脈弁（じょうみゃくべん）

内膜（ないまく）
内皮細胞と少量の結合組織からなる。

内弾性板（ないだんせいばん）

中膜（ちゅうまく）
平滑筋、弾性線維を含む。

外弾性板（がいだんせいばん）

外膜（がいまく）

血管吻合と梗塞

血栓による閉塞

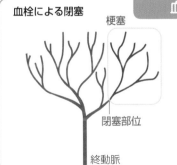

梗塞

閉塞部位

終動脈

小動脈の多くは互いに連結している（血管吻合（けっかんふんごう））ため、ある箇所が詰まっても別のルートで血流が維持される（側副路（そくふくろ））ようになっている。ただ、心臓や脳、肺などは小動脈同士の連結がほとんどない。これを終動脈といい、詰まると血流が滞って虚血壊死（きょけつえし）（梗塞（こうそく））を起こす。

循環器系

動脈系

ポイント
- ●大動脈は大きく上行大動脈、大動脈弓、下行大動脈に区分される。
- ●下行大動脈は、横隔膜を境に胸大動脈と腹大動脈に区分される。
- ●大動脈の大きな分枝は、大動脈弓の付近と骨盤の付近にある。

大動脈は心臓を出た直後にUターンする

　左心室を出発した大動脈は、まず上方へ向かいますが（上行大動脈）、直後にUターンして（大動脈弓）下方へ延びていきます（下行大動脈）。そして骨盤の上で左右の総腸骨動脈に分岐して終わります。ここに至るまでの間にも、いくつかの"枝分かれ"をしています。最初の分岐が大動脈洞（バルサルバ洞）における冠動脈であることはP.134で述べました。その次は、大動脈弓における左右分岐です。右はまず腕頭動脈として分岐した後、右首筋を通って頭部へ向かう右総頸動脈と、右腕に向かう右鎖骨下動脈に分かれます。なお、左の首筋から頭部へ向かう左総頸動脈と左腕に向かう左鎖骨下動脈は、大動脈弓から直接分岐します。

　下行大動脈は、横隔膜を境に胸大動脈と腹大動脈に区分されます。胸大動脈はさらに枝分かれして胸部器官（心臓を除く）に至り（気管支動脈、食道動脈など）、腹大動脈の"枝"は腹部の臓器や腹壁に分布します（腹腔動脈、上・下腸間膜動脈、腎動脈など）。前述した総腸骨動脈は、さらに骨盤臓器に分布する内腸骨動脈と、下肢に向かう外腸骨動脈（下肢に入ってからは大腿動脈）に分岐します。

 試験に出る語句

大動脈洞（バルサルバ洞）
大動脈基部に見られる膨らみ。左右冠動脈が分岐する。

 メモ

胸大動脈の分枝
肋骨沿いに走る肋間動脈、肺を栄養する（肺に分布する）気管支動脈、食道を栄養する食道動脈などがある。心臓を除く胸部に分布。

腹大動脈の分枝
腹部に分布。消化器に分布する腹腔動脈や、上・下腸間膜動脈や泌尿器に分布する腎動脈、生殖器に分布する精巣動脈・卵巣動脈などがある。

 Athletics Column

動脈と持久的トレーニング

　従来、動脈は血液輸送の役割しか注目されず、スポーツが及ぼす影響については、あまり研究されてきませんでした。しかし近年、持久的な運動が、動脈の形態に影響を及ぼすことが判明しつつあります。具体的には、ランニングや自転車のような持久的トレーニングを積んだ者は動脈の内径が大きくなり、壁の弾力性も高くなることが分かってきました。内径が大きくなると、心臓が一回の収縮で送り出す血液量は増えることになります。

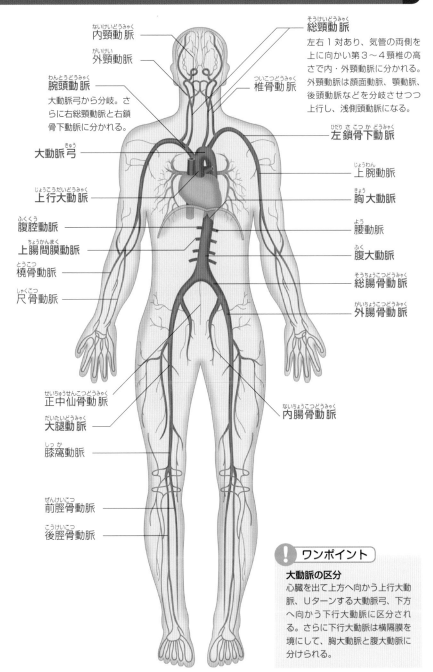

内頸動脈（ないけいどうみゃく）

外頸動脈（がいけい）

腕頭動脈（わんとうどうみゃく）
大動脈弓から分岐。さらに右総頸動脈と右鎖骨下動脈に分かれる。

大動脈弓（きゅう）

上行大動脈（じょうこうだいどうみゃく）

腹腔動脈（ふくくう）

上腸間膜動脈（じょうちょうかんまく）

橈骨動脈（とうこつ）

尺骨動脈（しゃくこつ）

正中仙骨動脈（せいちゅうせんこつどうみゃく）

大腿動脈（だいたいどうみゃく）

膝窩動脈（しっか）

前脛骨動脈（ぜんけいこつ）

後脛骨動脈（こうけいこつ）

総頸動脈（そうけいどうみゃく）
左右1対あり、気管の両側を上に向かい第3〜4頸椎の高さで内・外頸動脈に分かれる。外頸動脈は顔面動脈、顎動脈、後頭動脈などを分岐させつつ上行し、浅側頭動脈になる。

椎骨動脈（ついこつどうみゃく）

左鎖骨下動脈（ひだりさこつかどうみゃく）

上腕動脈（じょうわん）

胸大動脈（きょう）

腰動脈（よう）

腹大動脈（ふく）

総腸骨動脈（そうちょうこつどうみゃく）

外腸骨動脈（がいちょうこつどうみゃく）

内腸骨動脈（ないちょうこつどうみゃく）

6章

循環器系

> ❗ **ワンポイント**
>
> **大動脈の区分**
> 心臓を出て上方へ向かう上行大動脈、Uターンする大動脈弓、下方へ向かう下行大動脈に区分される。さらに下行大動脈は横隔膜を境にして、胸大動脈と腹大動脈に分けられる。

静脈系

ポイント

●物質交換が活発な領域にある毛細血管の壁は透過性が高い。
●静脈系の血流の原動力は、胸郭や右心房による吸い上げ作用が大きい。
●上大静脈と下大静脈は奇静脈によってつながっている。

静脈系は血液を心臓まで戻すルート

大動脈から分岐した動脈は、さらに枝分かれを繰り返し、最終的には毛細血管となって組織に広がります。その壁は単層の内皮細胞と基底膜から成り、特に腎臓など物質交換が活発な領域では内皮細胞に多数の穴が開いているため、物質の透過性が高くなっています（**有窓性毛細血管**）。

毛細血管で組織の細胞と物質交換を終えた血液は、再び心臓へ戻ることになります。これを**静脈還流**といい、そのための血管系を**静脈系**と呼びますが、その血流は動脈のような血圧によるプッシュよりも、胸郭や右心房の拡張で発生した陰圧による吸い上げが大きく作用しています。

静脈は基本的に動脈と並行しています（**伴行静脈**）が、並行せず独自に延びる静脈もあります。静脈系のメインである**上大静脈**と**下大静脈**もこの仲間で、前者は横隔膜より上、後者は横隔膜より下の静脈血を集めて右心房に還流します。2つの大静脈は**奇静脈**という細い静脈（**肋間静脈**や**食道静脈**などの血液が流入している）でつながっています。なお静脈には、体の深い場所で動脈に並行して延びる**深在性静脈**と、動脈とは関係なく皮下を走る**浅在性静脈**があります。

キーワード

毛細血管
太さ5～10μmと極めて細いが、肝臓にある類洞（洞様性毛細血管）は例外的に太い。毛細血管をまとめて1つになった後、再び毛細血管に分かれる静脈もあり、これを門脈と呼ぶ。

伴行静脈
動脈と並行して延びている静脈。ただし、独自に走行する静脈も少なくない（上・下大静脈、奇静脈、門脈、脳の静脈、皮静脈）。

奇静脈
上・下大静脈をつなぐ細い静脈。半奇静脈（奇静脈の下部から分岐して並行する）などが付随する。

深在性静脈・浅在性静脈
深在性静脈は体の深い所に延びる静脈で伴行静脈。浅在性静脈は、皮下を網目のように走る静脈（皮静脈）。

Athletics Column

毛細血管と持久的トレーニング

筋肉内の毛細血管の密度は、持久的トレーニングの継続によって増加することが知られています。持久的な運動負荷が、血管内皮細胞の増殖因子や線維芽細胞成長因子を活性化させるためと考えられます。毛細血管が増加すれば、筋肉への酸素供給量はアップし、血流も穏やかになるため、筋細胞との間の物質交換も容易になります。一方、筋力トレーニングは、毛細血管と一緒に筋線維も増加するため、毛細血管の密度はあまり変化しません。

主な静脈の分布

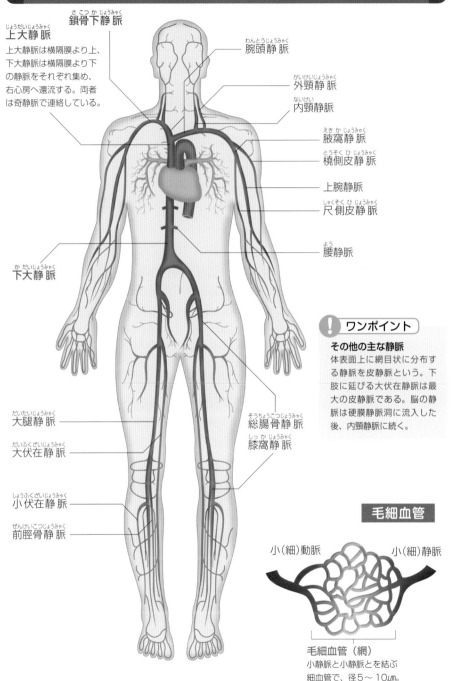

鎖骨下静脈（さこつかじょうみゃく）

上大静脈（じょうだいじょうみゃく）
上大静脈は横隔膜より上、下大静脈は横隔膜より下の静脈をそれぞれ集め、右心房へ還流する。両者は奇静脈で連絡している。

腕頭静脈（わんとうじょうみゃく）

外頸静脈（がいけいじょうみゃく）

内頸静脈（ないけい）

腋窩静脈（えきかじょうみゃく）

橈側皮静脈（とうそくひじょうみゃく）

上腕静脈

尺側皮静脈（しゃくそくひじょうみゃく）

腰静脈（よう）

下大静脈（かだいじょうみゃく）

大腿静脈（だいたいじょうみゃく）

大伏在静脈（だいふくざいじょうみゃく）

小伏在静脈（しょうふくざいじょうみゃく）

前脛骨静脈（ぜんけいこつじょうみゃく）

総腸骨静脈（そうちょうこつじょうみゃく）

膝窩静脈（しっかじょうみゃく）

> **！ ワンポイント**
>
> **その他の主な静脈**
> 体表面上に網目状に分布する静脈を皮静脈という。下肢に延びる大伏在静脈は最大の皮静脈である。脳の静脈は硬膜静脈洞に流入した後、内頸静脈に続く。

毛細血管

小（細）動脈　　　小（細）静脈

毛細血管（網）
小静脈と小静脈とを結ぶ細血管で、径5〜10μm。

6 章

循環器系

141

循環器系 リンパ系

 ポイント
●リンパ系はリンパ管とリンパ節から成り、血液循環をサポートする。
●リンパの大きな流れは、毛細リンパ管→リンパ本幹→静脈角。
●リンパ系は大きく2つに区分される（右上半身と、左上半身＋下半身）。

リンパ系は物質輸送のサブシステム

　酸素や二酸化炭素、大半の栄養分は血液に載せて運ばれますが、脂肪のように、血液では運べない物質もあります。リンパ系はこれに対応する"サブ輸送システム"です。

　リンパ系は、全身に張られたリンパ管と、その所々にあるリンパ節で構成されています。リンパ管の中を流れるリンパはリンパ球とリンパ漿から成ります。リンパ球は免疫に働く白血球の仲間、リンパ漿は組織液（間質液）に由来する液体成分で、もともとは毛細血管から組織中に染みだした血漿です（毛細リンパ管に吸収されてリンパになる）。

リンパはネットワーク

　リンパ系は大きく2つに分かれています。1つは右上半身のリンパ系で、右上肢と右体幹上部の毛細リンパ管を集めて右リンパ本幹となり、右頸部のリンパ管とともに右静脈角に還流します。左上半身と下半身のリンパ系は、長大なネットワークを形成しています。下半身の毛細リンパ管は腰リンパ本幹と腸リンパ本幹に合流して乳糜槽に収束、ここから胸管（左リンパ本幹）が上行し、左上肢や左頸部のリンパ管と合流して左静脈角に注ぎます。これは静脈の血流にも見られる仕組みで、これらリンパ系には静脈同様、リンパ管内部にも逆流を防ぐリンパ管弁が備わっています。

　リンパ系の所々にあるリンパ節は、細網組織から成る器官で、リンパ球が多数常駐し、リンパ内に混入した異物が血液循環に入るのを防ぐ役割を果たしています。腋窩や鼠径部、頸部などは、リンパ節が特に集合・発達しています。

 キーワード

リンパ球
白血球の一種でB細胞とT細胞の2タイプがある。B細胞は抗体（免疫グロブリン）の生成に関与する。T細胞には、抗体を直接攻撃するキラー細胞や、B細胞の抗体生成を助けるヘルパーT細胞などがある。

左・右静脈角
左右の内頸静脈と鎖骨下静脈の合流点。リンパ本幹はここから最終的に静脈に流入する。

乳糜槽
腰リンパ本幹や腸リンパ本幹など下半身のリンパ管の合流点にある袋。小腸から吸収された脂肪を含むリンパが白濁している（乳糜という）ため、この名がある。

筋ポンプ
心臓のようにポンプの役割をする器官がなく、管周囲の筋肉収縮によって流れを喚起する仕組み。リンパ管のほか、静脈にも見られる。

細網組織
網状になった結合組織。

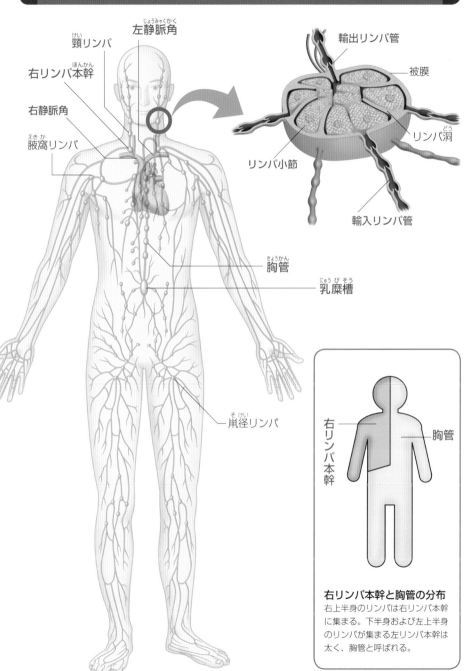

左静脈角（じょうみゃくかく）

頸リンパ（けい）

右リンパ本幹（ほんかん）

右静脈角

腋窩リンパ（えきか）

輸出リンパ管

被膜

リンパ洞（どう）

リンパ小節

輸入リンパ管

胸管（きょうかん）

乳糜槽（にゅうびそう）

鼠径リンパ（そけい）

6章

循環器系

右リンパ本幹

胸管

右リンパ本幹と胸管の分布

右上半身のリンパは右リンパ本幹に集まる。下半身および左上半身のリンパが集まる左リンパ本幹は太く、胸管と呼ばれる。

血液とリンパの生成

ポイント

- ●赤血球、白血球、血小板は骨髄で生成される。
- ●すべての血液細胞成分の始祖は造血幹細胞。
- ●造血幹細胞から赤血球系、白血球系、血小板系に分化する。

血液の細胞成分は骨髄でつくられる

　血液の液体成分である血漿、リンパの液体成分であるリンパ漿、組織を満たす組織液（間質液）の３つは成分的に差異がなく、実質的に同じものです。存在する場所によって呼称が異なるだけで、集中的に生成する器官があるわけではありません（血漿は組織に染み出して組織液となり、さらにリンパ管に入ってリンパ漿となる。その逆もある）。

　一方、細胞成分（赤血球、白血球、血小板）は骨髄で生成されます（胎生期を除く）。骨髄は細かな網目構造を成し、ここにある造血骨髄（赤色骨髄）と呼ばれる組織（骨髄全体の約半分を占める）で造血が行なわれます。ここにある造血幹細胞がすべての細胞成分の始祖で、赤血球系、白血球系、血小板系の３系統に分化していきます。このうち白血球系は、さらに顆粒球系、単球系、リンパ球系の３系統に分かれます。顆粒球系からは好中球、好酸球、好塩基球が、単球系からは単球を経てマクロファージが形成されますが、この２系統が骨髄内で分化が進むのに対し、リンパ球系は一部が脾臓や胸腺に移動して成熟します。そのため、骨髄造血とは別のカテゴリーで扱われる場合もあります。

キーワード

造血幹細胞
すべての血球の始祖となる未分化の細胞。骨髄に存在するが、移植用には臍帯血（さいたいけつ）からも採取される。

マクロファージ
白血球の一種で、大食細胞とも呼ばれる免疫細胞。血液中では単球と呼ばれ、血管の外に出るとアメーバのように組織中を移動し、異物を貪食して排除する。

メモ

胎生期の造血
造血は受精後18日ころから卵黄嚢（らんおうのう）で開始される。胎生期前半は肝臓や脾臓でも行なわれるが、胎生期の後半に入ると次第に骨髄造血がメインになる。

COLUMN

骨髄移植は骨を削るわけではない

　白血病など造血機能の異常に起因する難病の治療として、骨髄移植が行なわれています。名称からは骨を削って移植するような印象がありますが、実際は造血幹細胞が含まれた骨髄液を採取し、これを患者の静脈に注射して、骨髄への造血幹細胞定着を図るものです。ただし、白血球の型が適合しないと拒絶反応を起こすため（適合率は血縁者でも最大25％、非血縁者では数万分の一とも）、いわゆる「骨髄バンク」への登録が呼びかけられています。

血液成分の分化

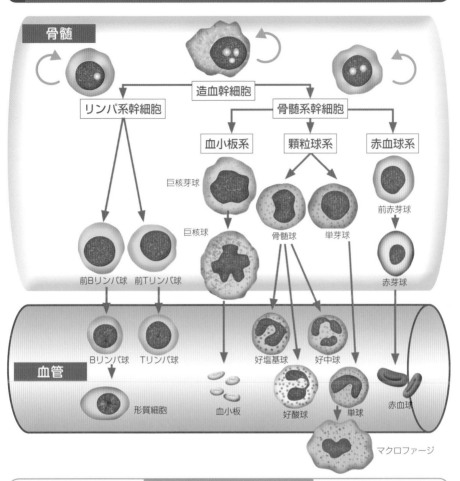

骨髄

造血幹細胞

リンパ系幹細胞

骨髄系幹細胞

血小板系　　顆粒球系　　赤血球系

巨核芽球

前赤芽球

巨核球

骨髄球　単芽球

前Bリンパ球　前Tリンパ球

赤芽球

血管

Bリンパ球　Tリンパ球

好塩基球　好中球

形質細胞

血小板

好酸球　単球

赤血球

マクロファージ

間質液とリンパの関係

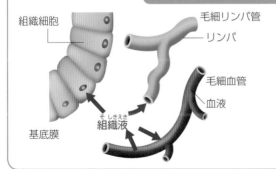

組織細胞

毛細リンパ管

リンパ

毛細血管

血液

基底膜

組織液
そしきえき

血漿、リンパ漿、組織液（間質液）の成分は、ほとんど変わらない（ただし、リンパ漿に血漿たんぱくは少ない）。基本的に3つとも同じものであり、組織細胞、血管、リンパ管の間を出入りしている。細胞の組織液が過剰になると、リンパ管を経由して血液循環に戻される。

循環器系

脾臓と胸腺

●骨髄の造血機能は加齢とともに衰える。
●古くなった赤血球は脾臓に送られて処分される。
●胸腺は未成熟のリンパ球をＴリンパ球に育成して送り出す。

脾臓は古くなった赤血球の最終処理場

　血液の細胞成分（赤血球、白血球、血小板）は骨髄で生成されますが、造血機能は加齢により低下し、特に体肢骨の造血は成人後にストップします。一方、体幹の骨（椎骨、胸骨、寛骨など）では、生涯にわたって造血が続きます。

　赤血球も時間の経過に伴って衰えて機能が低下するため、古くなった赤血球は脾臓に送られて処分されます。脾臓は腹腔左上部にある臓器で、内部は**赤脾髄**と**白脾髄**と呼ばれる領域に区分されます。赤血球の処分は赤脾髄で行なわれ、ここに常駐する**マクロファージ**に食べられます（含まれていた鉄は、新しい赤血球の産出に再利用）。送り込まれる血液の量は毎分約300㎖、処理される赤血球は1日約20ｇにも及びます。一方、白脾髄はリンパ組織の一つで、生成されるＢリンパ球が侵入した異物に反応し、抗体産生細胞に成熟して抗体の産出をスタートさせます。

胸腺は未熟なリンパ球を鍛える道場

　上部胸骨の後ろ、心臓の上部前面に付属するように位置する胸腺もリンパ組織です。ただし、発達するのは思春期までで、その後は次第に縮小し、脂肪組織に置き換わっていきます。ただ、完全に消失してしまうことはありません。
　内部は**皮質**と**髄質**に区分されます。皮質には、骨髄に由来する、免疫機能を持たない未発達のリンパ球が大量に存在します。さらに樹状細胞やマクロファージなどが共存し、これらによって未成熟のリンパ球を攻撃性の高いＴリンパ球へと変換し、髄質経由で末梢の循環に放出しています。

キーワード

脾臓
横隔膜と胃底に接する小型の臓器で、内部は赤脾髄と白脾髄に区分される。

胸腺
心臓上部に付属するように位置するリンパ組織で、思春期に最も大きくなり、以後、縮小していく。未成熟のリンパ球を、攻撃性の高いＴリンパ球に育成する役割を担う。

メモ

骨髄造血の停止
造血機能を終えた骨髄は、脂肪組織に置き換わる。これを黄色骨髄という。一方、造血が盛んな骨髄は赤色骨髄という。黄色骨髄になっても、必要に応じて赤色骨髄に置き換わり、造血機能が復活する場合もある。

脾臓の位置と構造

脾臓は腹腔の左上部、横隔膜と胃底に接する 150g ほどの臓器で、老廃赤血球を処理する赤脾髄とBリンパ球の成熟（抗体産生）に働く白脾髄とに区分されます。

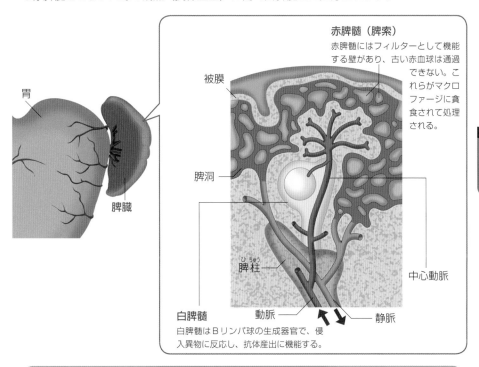

胃

脾臓

被膜

脾洞

脾柱（ひちゅう）

白脾髄

白脾髄はBリンパ球の生成器官で、侵入異物に反応し、抗体産出に機能する。

動脈

静脈

中心動脈

赤脾髄（脾索）

赤脾髄にはフィルターとして機能する壁があり、古い赤血球は通過できない。これらがマクロファージに貪食されて処理される。

胸腺の位置と変化

胸腺は心臓の前方上部に乗るように位置する。新生児で 10 〜 15g、思春期で 30 〜 40g に最大化するが、以後は次第に脂肪組織に置き換わって縮小する。皮質は上皮細胞が網目状構造を成し、この中に未熟なリンパ球が多量に存在する。

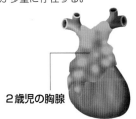

2歳児の胸腺

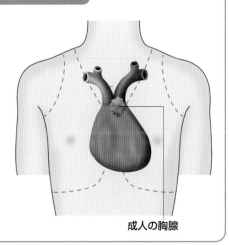

成人の胸腺

147

無酸素運動と有酸素運動

　エネルギーを得るための過程である「解糖系」と「ATP-CP系」においては、ATPの合成が速やかに進むため、短時間で大きな力を必要とする場面で効果を発揮します。短距離走や筋力トレーニングなどが、これらの系で産生されたエネルギーが活用されるスポーツの代表です。この2系は酸素が関与しないので（「無酸素系」と総称します）、これらの運動はパフォーマンスの向上に酸素を必要としません。そのため「無酸素運動」と呼ばれます。

　一方、TCA回路系はATPの合成速度が解糖系やATP-CP系に比べて遅いため、長時間を要する持久的な運動で有効とされます。長距離走やジョギング、自転車などのスポーツがこれに該当し、TCA回路系が大量の酸素を必要とすることから（このため「有酸素系」といいます）、これらの運動は「有酸素運動」と呼ばれます。

　ただし「有酸素運動」でも、運動開始からしばらくの間は、解糖系が優勢になっています。しかし、原料であるグリコーゲンやブドウ糖が時間の経過とともに減少していくため、全体の中で解糖系が占める割合は、次第に小さくなっていきます。代わって大きくなっていくのがTCA回路系で、原料であるアセチルCoAは炭水化物由来から脂肪由来へとシフトし、やがて「炭水化物由来＜脂肪由来」になります（ただし炭水化物の消費割合が0％になることはありません）。

　体脂肪の消費に有酸素運動が有効とされるのは、このことによります。

7章

泌尿器系・生殖器系

泌尿器系の概要

ポイント

●血中の老廃物を除去して体外に排出する働きをするのが泌尿器系。

●泌尿器系は、腎臓、尿管、膀胱、尿路で構成されている。

●泌尿器系は単なる排出器官ではなく、体内環境の調整器官でもある。

血中の老廃物を除去する浄化システム

体内の各組織に送られた血液は、栄養分を渡して老廃物を受け取ります。これは体に不要（場合によっては有害）であるため、血液中から除去しなければなりません。そのために働く器官が腎臓で、取り除いた老廃物を体外に出す役割を担っているのが尿路や尿管、膀胱です。

具体的には、腎臓に送られた血液はろ過され、老廃物は尿として尿管経由で膀胱に送られ、ここから体の外に排出されます。これら一連の機能に携わる器官全体を総称して泌尿器系といいます。

体内の水分量や電解質を調整

泌尿器系は血中の老廃物の排出だけでなく、体内環境を調整する重要な機能も果たしています。すなわち、体内の水分量や電解質の組成などを考慮して余分なものは排出し、不足気味のものは排出を抑えるよう機能します。

その意味で泌尿器系は単なる"終末処理場"ではなく、体内環境の"コントロールセンター"といえます。

生殖器としての機能も果たす

なお、尿の排泄にかかわる器官の一部は、生殖器としての機能も有しています（具体的には、尿路は男性の場合陰茎先端に開口し、また女性は外陰部内に開口している）。

これに基づき、本章では生殖器についても解説します。

キーワード

泌尿器系
血中の老廃物の除去にかかわる器官群。腎臓、尿管、膀胱、尿路で構成される。体内の水分や電解質を調整し、体内環境を調整する役割も担っている。

老廃物
例えば、たんぱく質が消化されてできるアミノ酸は、エネルギー産生のために分解されると、有害なアンモニアを生じる。また、アルコールが肝臓で分解されてできるアセトアルデヒドも毒性が強い。

生殖器
生殖機能にかかわる諸器官。男性の精巣（睾丸）や陰茎など、女性の卵巣や子宮、膣などを指す。

泌尿器系は老廃物を体外に出す機能を担っています。腎臓でろ過された老廃物は、尿となって尿管から膀胱に送られ、尿道を通って体外に排泄されます。

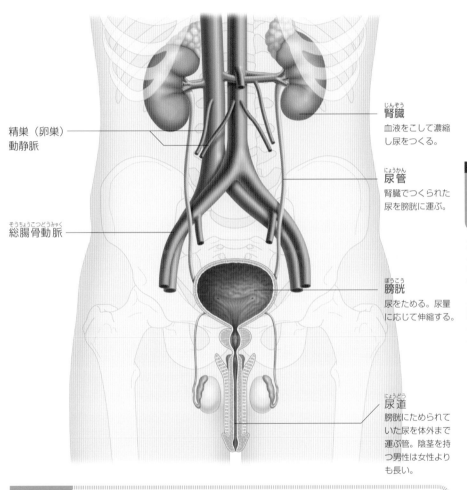

精巣（卵巣）
動静脈

そうちょうこつどうみゃく
総腸骨動脈

じんぞう
腎臓
血液をこして濃縮
し尿をつくる。

にょうかん
尿管
腎臓でつくられた
尿を膀胱に運ぶ。

ぼうこう
膀胱
尿をためる。尿量
に応じて伸縮する。

にょうどう
尿道
膀胱にためられて
いた尿を体外まで
運ぶ管。陰茎を持
つ男性は女性より
も長い。

7
章

泌尿器系・生殖器系

COLUMN

人工透析

腎不全にかかって腎臓の機能が失われると、血液が浄化できなくなり、生命の危険にさらされます。そのため、人為的に血液を浄化する「人工透析」が行なわれます。大きく分けて機械装置による血液透析（通院して行なう）と、自身の腹膜による腹膜透析（自宅でカテーテルを挿入して行なう）がありますが、主に行なわれているのは血液透析です。しかし、1日おきに数時間ずつ行なう必要があるなど、患者には極めて大きな負担が強いられます。

泌尿器系 生殖器系 腎臓

ポイント

- ●腎臓は背部に脊柱を挟んで左右一対あるソラマメ形の臓器。
- ●腎小体（ろ過装置）と尿細管（輸送管）が尿生成の基本単位（腎単位）。
- ●生成された尿は腎錐体ごとに集められ、腎盂から膀胱へ送り出される。

腎臓は血液のろ過装置として働く

腎臓は脊柱を挟み背部に並んだ、左右1対の臓器です。位置は肘の高さに相当しますが、右腎は直上に肝臓があるため、左腎より1～2cm低くなっています。全体は脂肪組織に包まれ、後腹壁に接しています。ただ、周囲との連結性は弱く、呼吸によっても2～3cm上下動します（呼吸性移動）。形状はソラマメに例えられ、内側のへこんだ部分（腎門）から腎動脈、腎静脈、尿管が出入りしています。

血液のろ過に働くのは、皮質に散在する腎小体です。糸球体（腎動脈から続く輸入細動脈から分岐した毛細血管が毛糸玉状に絡まった構造）と、これを包む糸球体嚢（ボウマン嚢）から成り、糸球体でつくられた原尿を糸球体嚢が集めて尿細管へ送ります。腎小体と尿細管が尿生成装置の基本単位で、合わせて腎単位（ネフロン）と呼びます。

腎杯で尿を取りまとめる

尿細管は髄質まで下りた後、Uターンして皮質に戻り（ヘンレのループ）、集合管に合流します。ただし、ここに至るまでに原尿の99%は尿管から血管に再吸収され、尿になるのは残り1%にすぎません。集合管は腎臓の内部に向かって延び、ほかの集合管と合流を繰り返して乳頭管となった後、腎乳頭で開口します。

腎乳頭から分泌された尿は腎杯という構造が受けます。腎杯は腎錐体単位で尿を取りまとめ、腎臓の最奥部（腎洞）にある腎盂（腎盤）に送ります。各腎杯から送られてきた尿はここに集められ、膀胱に続く尿管へ送り出されます。

腎臓
血液をろ過して尿を生成する、泌尿器系の核となる器官。左右1対ある。内分泌器官でもあり、血圧調節に働くレニン、赤血球の生成促進に働くエリスロポエチンなどを分泌する。

腎小体
毛細血管が毛糸玉状に絡まった糸球体と、これを包む糸球体嚢（ボウマン嚢）から成る。糸球体が血液をろ過して原尿をつくり、糸球体嚢が集めて尿細管へ送る。

腎単位（ネフロン）
腎小体と尿細管から成る、尿生成の基本単位。

腎錐体
腎臓の髄質を形成する、三角錐形の構造。中身は尿細管や集合管の集合体。

腎杯
分泌された尿を腎錐体単位で集める杯形の構造。

腎盂（腎盤）
腎臓の最奥部（腎洞）にある空洞。各腎杯が受けた尿をまとめ、尿管へ送り出す。

腎臓の構造

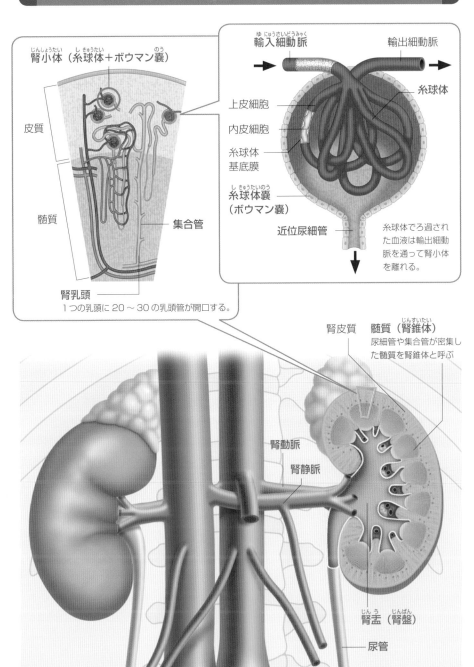

腎小体（糸球体＋ボウマン嚢）

皮質

髄質

集合管

腎乳頭
1つの乳頭に20〜30の乳頭管が開口する。

輸入細動脈

輸出細動脈

糸球体

上皮細胞

内皮細胞

糸球体
基底膜

糸球体嚢
（ボウマン嚢）

近位尿細管

糸球体でろ過され
た血液は輸出細動
脈を通って腎小体
を離れる。

腎皮質

髄質（腎錐体）
尿細管や集合管が密集し
た髄質を腎錐体と呼ぶ

腎動脈

腎静脈

腎盂（腎盤）

尿管

腎盂と尿管

ポイント

●腎盂が腎臓でできた尿を集め、尿管がその尿を膀胱に送る。
●尿管には3カ所の生理的狭窄部がある。
●尿管は膀胱の後壁に斜めに突き刺さるようにして入っている。

腎臓でできた尿を集める腎盂

腎臓の内側にあり、漏斗のように尿を集めるのが**腎盂**です。腎臓の中に並ぶ腎錐体の腎乳頭には**腎杯**がついていて、常に少しずつ出てくる尿を受けています。2～3個の腎杯が合流し、それらがさらに1つに合流して腎盂を形成します。腎盂に集まった尿は、腎盂に続く**尿管**によって**膀胱**へ送られます。

腎盂はただ尿を受けているだけではなく、**蠕動運動**を行なって、尿を尿管の方に能動的に送っています。

尿を膀胱に送る尿管

腎盂と膀胱をつなぐ管が尿管です。太さは5～7mm、長さは25cm程度です。

尿管は3カ所で少し細くなっています。それは腎盂から尿管に移行する部分と、尿管が総腸骨動脈と交差するところ、膀胱壁を貫通するところです。これらを**生理的狭窄部**といいます。尿の成分が結晶化して石になったものが尿管に引っかかり急に激しい痛みを生じる**尿管結石**は、生理的狭窄部で多く起こります。

尿管は、膀胱の後ろの壁に、上後方から前下方に斜めに突き刺さるように入っています。膀胱に尿がたまり、膀胱壁が引き伸ばされるとともに**膀胱内圧**が高くなると、尿管の貫通部がつぶれるようにして閉じます。この仕組みが、膀胱内の尿が尿管に逆流するのを防いでいます。尿管も蠕動運動を行なって、尿を膀胱に能動的に送っています。そのためたとえ寝たきりでも、尿は膀胱にたまっていきます。

試験に出る語句

腎杯と腎盂
腎錐体の腎乳頭にはまっている杯型の部分が腎杯で、それが合流して漏斗状になった部分が腎盂である。

生理的狭窄部
尿管が少し細くなる場所。腎盂と尿管の移行部、総腸骨動脈と交差する部位、膀胱壁を貫通する部位の3カ所がある。

キーワード

総腸骨動脈
腹部大動脈が左右の下肢に向けて2つに分岐した動脈のこと。

蠕動運動
管状の器官が、壁の平滑筋の働きによって虫がはうような動きをして、内容物を一定方向に進める運動のこと。尿管や、消化管に見られる。

尿管結石
尿管結石は、尿の成分の尿酸やカルシウムなどが結晶し、徐々に大きくなったものが、尿管の生理的狭窄部などに詰まる病気。突然腹部や腰に激痛を生じる。

腎盂と尿管

腎盂に集まった尿は、尿管を通って膀胱に送られます。尿管には少し細くなる生理的狭窄部が3カ所あります。

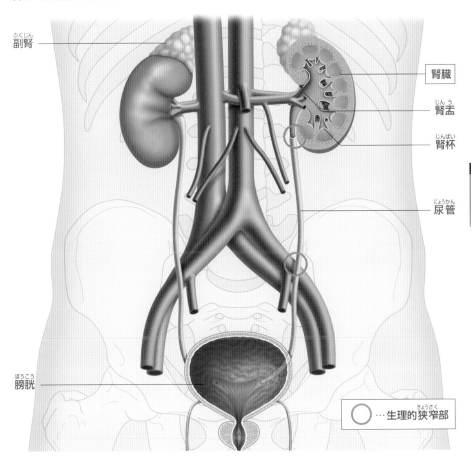

副腎（ふくじん）

腎臓

腎盂（じんう）

腎杯（じんぱい）

尿管（にょうかん）

膀胱（ぼうこう）

○…生理的狭窄部（きょうさく）

COLUMN　　**汗と尿**

　　汗は体温調節の主要な役割を果たしていますが、尿と同じように、血中老廃物を排出する役割も担っています。実際、汗と尿には、濃度は異なるものの同じ成分が含まれています。汗は皮膚の皮下組織にある汗腺（かんせん）から分泌されます。汗腺にはエクリン腺（小汗腺）とアポクリン腺（大汗腺）があり、単に「汗腺」といったときは前者を指します。分泌部は細管が毛糸玉のように絡み合った構造を成し、皮下組織下部を走る毛細血管とつながっています。

泌尿器系 生殖器系 膀胱

> **ポイント**
> ● 膀胱は排尿するまで尿をためておく袋である。
> ● 膀胱壁には平滑筋があり、内面の粘膜は移行上皮でできている。
> ● 膀胱が膨らむときは、主に天井の部分が丸く膨らむ。

体の不要物を一時的にためておく

　膀胱は尿を排泄するまでためておく袋です。尿は腎臓で絶え間なく少しずつつくられているので、膀胱がないと尿を垂れ流すことになってしまいます。膀胱は骨盤の恥骨のすぐ裏側に接し、後ろには、女性では子宮と膣、男性では直腸があります。

　膀胱は前方に尖った三角錐の形をしています。前方に尖った部分の**膀胱尖**は、**正中臍索**という結合組織で臍の方向に吊られています。また後壁の部分を**膀胱底**、膀胱尖と膀胱底の間の部分を**膀胱体**、下方の尿道に向かうところで細くなる部分を**膀胱頸**といいます。

　膀胱内の後壁には、下の方に尿管が入る2つの尿管口と、尿道への出口である内尿道口でできた三角形があります。これを**膀胱三角**といいます。

尿量に合わせて伸び縮みする膀胱

　膀胱壁には**平滑筋**の層があり、内面は粘膜で覆われています。膀胱壁は、膀胱が空のときは15mm程度で、尿がたまって膨らむと3mmほどにまで薄くなります。それは、平滑筋が伸び縮みするうえ、粘膜も厚さを変えることができる**移行上皮**という組織でできているからです。ただし膀胱三角の部分にはほとんど伸縮性はありません。

　膀胱に尿がたまって膨らむときは、膀胱全体が風船のように膨らむのではなく、主に膀胱体の天井に当たる部分が丸く膨らみます。膀胱には500mℓ以上、無理をすれば800mℓくらいの尿をためることができるといわれています。

試験に出る語句

膀胱三角
2つの尿管口と内尿道口で形成される三角形。ほかの部分と違って伸縮性はほとんどない。

移行上皮
組織を構成する細胞が円柱状になったり扁平になったりして厚みを大きく変化させることができる上皮。膀胱壁のほか、腎盂や尿管にも見られる。

キーワード

正中臍索
膀胱尖につき、臍まで続く結合組織。

内尿道口
膀胱の尿道への出口。これに対して尿道が外に開くところを外尿道口という。

メモ

尿意の仕組み
膀胱に200mℓ程度の尿がたまると、膀胱内圧の高まりや膀胱壁の伸展が感知され、その情報が大脳に届き、尿意が起こる。

膀胱の外形

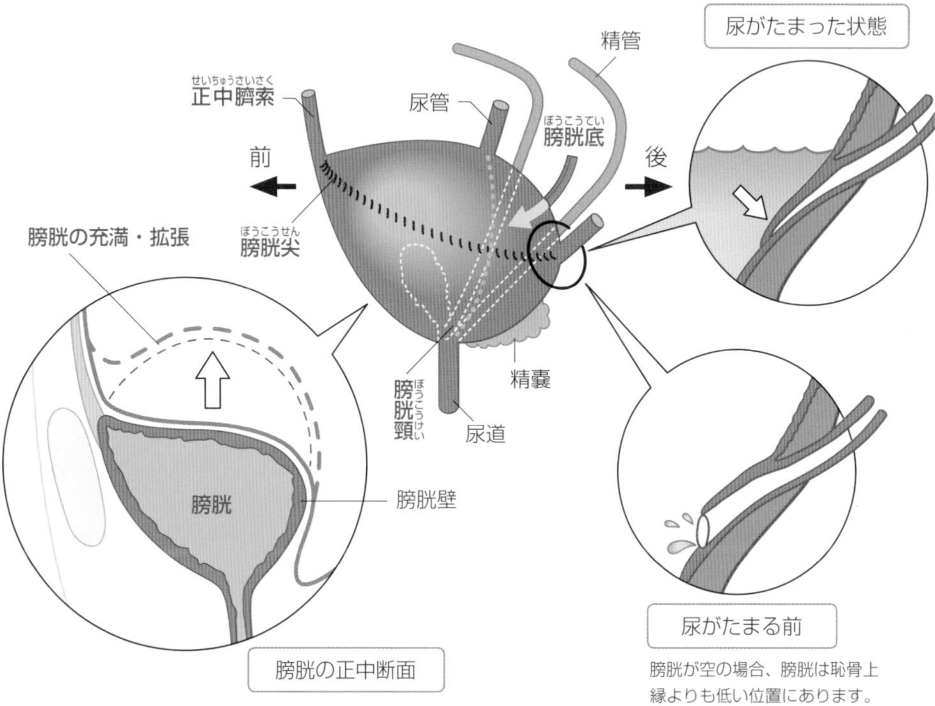
正中臍索(せいちゅうさいさく)
尿管
精管
膀胱底(ぼうこうてい)
前
後
膀胱の充満・拡張
膀胱尖(ぼうこうせん)
膀胱頸(ぼうこうけい)
精嚢
尿道
膀胱
膀胱壁
尿がたまった状態
尿がたまる前
膀胱の正中断面

膀胱が空の場合、膀胱は恥骨上縁よりも低い位置にあります。

膀胱の弛緩と収縮

膀胱壁が収縮し尿道括約筋が弛緩すると排尿が起こる。

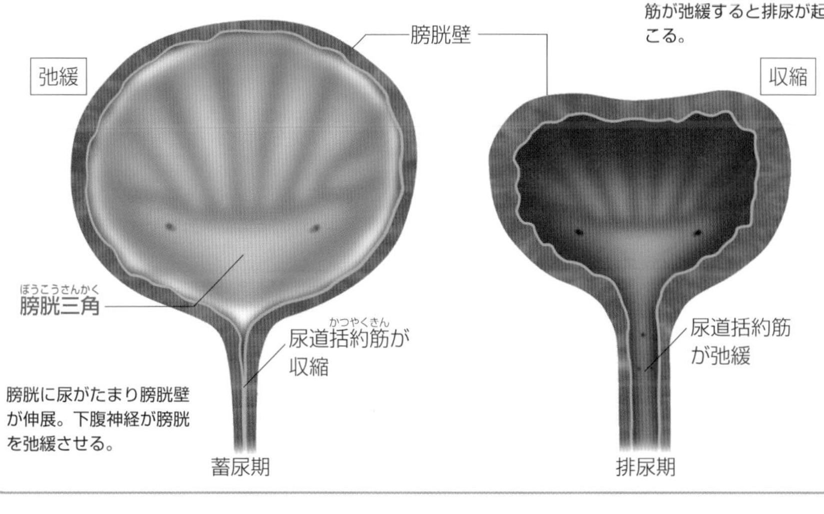
膀胱壁
弛緩
収縮
膀胱三角(ぼうこうさんかく)
尿道括約筋(かつやくきん)が収縮
尿道括約筋が弛緩
蓄尿期
排尿期

膀胱に尿がたまり膀胱壁が伸展。下腹神経が膀胱を弛緩させる。

泌尿器系 生殖器系 尿道

ポイント
- ●内尿道口から外尿道孔までが尿道で、構造は男女で大きく異なる。
- ●女性の尿道は短く、内尿道口から真っすぐ外尿道口へ開口する。
- ●男性の尿道は生殖器を兼ねており、長く走行も複雑である。

男女で大きく異なる尿道

　膀胱の**内尿道口**から、尿が外に出る出口に当たる**外尿道口**までが**尿道**です。尿道の構造は女性と男性とで大きく違っています。

　女性の尿道は、膀胱の下部から前下方に真っすぐ伸びており、外尿道口は、小陰唇の内側、膣口の前の膣前庭に開口しています。長さは3〜4cmです。

　男性の尿道は15〜20cmです。生殖器を兼ねており、途中で精子を送る**射精管**や、**尿道球腺**からの管が合流しています。男性の尿道は、**前立腺部**、**隔膜部**、**海綿体部**の3つの部分に分けられます。前立腺部は、内尿道口から出てすぐ下の前立腺の中を通る部分です。そこから骨盤の底をつくる筋群で構成される尿生殖隔膜を貫く短い部分が隔膜部で、ここはやや細くなっています。尿道はここから前方に曲がり、尿道海綿体の中を通る海綿体部となり、外尿道口に開きます。

尿道の開閉をコントロールする尿道括約筋

　男女とも、内尿道口には**内尿道括約筋**があります。内尿道括約筋は内尿道口の開閉を調節する平滑筋で、自分の意思ではコントロールできない不随意筋です。

　また尿道が尿生殖隔膜を貫く部分には**外尿道括約筋**があります。外尿道括約筋は意思でコントロールできる随意筋です。男性の場合は尿道の周りを360度囲んでいますが、女性では前方からΩの字に囲んでいるだけで、尿道後方の膣の後ろ側の部分が弱くなっています。

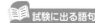

試験に出る語句

内尿道括約筋
膀胱頸部の平滑筋のこと。意思ではコントロールできない不随意筋である。ただし内尿道括約筋は個別の筋ではなく、膀胱壁の平滑筋の筋線維が膀胱頸に集まっている部分を指している。

外尿道括約筋
尿生殖隔膜の一部で、尿道を囲むように位置している。意思でコントロールできる随意筋で、尿道を閉じたり開いたりする。女性の場合は360度を囲んではいないため、やや弱い。

キーワード

尿生殖隔膜
骨盤の底を塞ぐ筋群の前方の部分。尿道や、女性の場合は膣がこれを貫いている。肛門部は含まない。外尿道括約筋はその一部を構成している。

メモ

男女の尿道の違い
男性の尿道は前立腺を貫いているため、前立腺が肥大すると尿が出にくくなることがある。一方、女性の尿道は男性に比べて短いので、外から雑菌が侵入しやすい。

男性

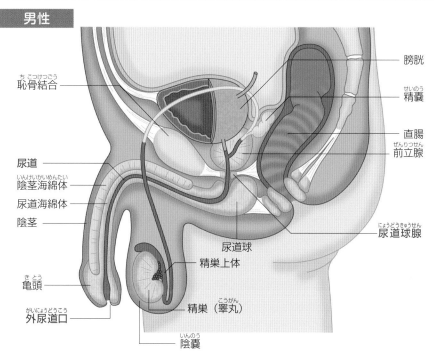

恥骨結合
ち こつけつごう

尿道

陰茎海綿体
いんけいかいめんたい

尿道海綿体

陰茎

亀頭
き とう

外尿道口
がいにょうどうこう

膀胱

精嚢
せいのう

直腸

前立腺
ぜんりつせん

尿道球腺
にょうどうきゅうせん

尿道球

精巣上体

尿道球腺

精巣（睾丸）
こうがん

陰囊
いんのう

女性

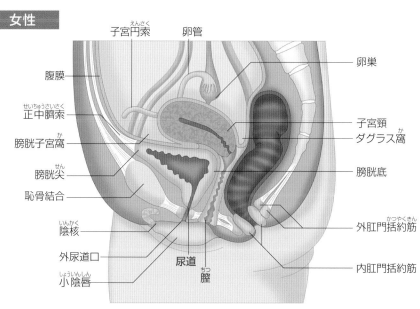

子宮円索
えんさく

卵管

腹膜

正中臍索
せいちゅうさいさく

膀胱子宮窩

膀胱尖
せん

恥骨結合

陰核
いんかく

外尿道口

小陰唇
しょういんしん

尿道

膣
ちつ

卵巣

子宮頸

ダグラス窩
か

膀胱底

外肛門括約筋
かつやくきん

内肛門括約筋

7
章

泌尿器系・生殖器系

159

男性器の構造

ポイント
- 男性の生殖器は精巣、精巣上体、精管、陰茎、陰嚢などから成る。
- 精子は精巣で形成され、精巣上体から精管、尿道を経て射精される。
- 射精時の陰茎は、内部にある海綿体の充血によって勃起している。

精子の生成から射精までは長い道のり

生殖器は、男女共に内生殖器と外生殖器に区分されます。男性の内生殖器は精巣（睾丸）、精巣上体、精管、付属生殖腺を、外生殖器（外陰部）は陰茎と陰嚢を指します。

精巣は男性の生殖機能の中枢で、精巣上体などとともに袋状の陰嚢に格納されています。精子を形成する一方で、アンドロゲン（男性ホルモン）を分泌する内分泌器官でもあります。精子は内部の精細管で形成され、精巣網から10本ほどの精巣輸出管を経由して、精巣上体へ送られます。

精巣上体は精巣上体管と、これに続く精管から構成され、精子は精巣上体管で待機した後、精管へ送られます。精管は精巣上体を出て骨盤底へ向かい、膀胱上部を経由して尿道に開口しますが、その途中で精囊からの導管と合流して射精管となります。精囊は付属生殖器の1つで、果糖が豊富なアルカリ性粘液を分泌します。また、膀胱の下に尿道上部と射精管を囲んで位置する前立腺も付属生殖器で、乳白色の漿液を分泌します。尿道球腺（カウパー腺）も透明な粘液を分泌します（導管は尿道の途中に開口）。これらの液体と精子の混合が精液で、性的興奮に伴い射精されます。

精液は陰茎先端部（亀頭）の尿道口から放出されますが、陰茎は射精時、女性器との交接を容易にするために勃起しています。勃起は陰茎内部の海綿体（尿道を囲む尿道海綿体と、背側にある1対の陰茎海綿体がある）が充血することで起こります。海綿体は内陰部動脈に通じていますが、普段は平滑筋によって閉じられています。しかし性的に興奮すると筋が弛緩し、多量の血液が海綿体に流入します。

キーワード

精巣（睾丸）
陰嚢に格納された、左右1対の器官で、精子を形成するとともに、男性ホルモンを分泌する。内部は精巣中隔で仕切られ（小葉）、その中の精細管で精子が形成される。精細管は精巣網に集合の後、精巣輸出管を経て精巣上体管へ連なる。

精巣上体（副睾丸）
精巣の後ろ上部にある小器官で、1本の精巣上体管と、その延長である精管から成る。精子はここで生殖能力を獲得するとされる。

精管
精巣上体から骨盤底を経て膀胱直下の尿道後壁に開く管。途中で精囊の導管と合流して射精管になる。

メモ

精液
精液の70%を占めるのは精囊が分泌する粘液で、精子を活発にする作用がある。20%は前立腺の漿液で、乳白色で栗の花のような匂いがある。性的興奮に伴い分泌される尿道球腺の粘液は少量で、尿道の潤滑に働く。

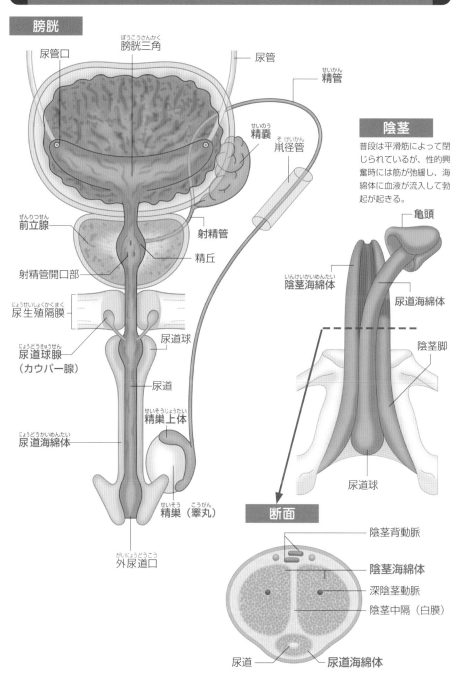

男性生殖器の構造

膀胱

- 尿管口
- 膀胱三角（ぼうこうさんかく）
- 尿管
- 精管（せいかん）
- 精嚢（せいのう）
- 鼡径管（そけいかん）
- 前立腺（ぜんりつせん）
- 射精管
- 精丘
- 射精管開口部
- 尿生殖隔膜（にょうせいしょくかくまく）
- 尿道球
- 尿道球腺（にょうどうきゅうせん）（カウパー腺）
- 尿道
- 精巣上体（せいそうじょうたい）
- 尿道海綿体（にょうどうかいめんたい）
- 精巣（せいそう）（睾丸）（こうがん）
- 外尿道口（がいにょうどうこう）

陰茎

普段は平滑筋によって閉じられているが、性的興奮時には筋が弛緩し、海綿体に血液が流入して勃起が起きる。

- 亀頭
- 陰茎海綿体（いんけいかいめんたい）
- 尿道海綿体
- 陰茎脚
- 尿道球

断面

- 陰茎背動脈
- 陰茎海綿体
- 深陰茎動脈
- 陰茎中隔（白膜）
- 尿道
- 尿道海綿体

7章

泌尿器系・生殖器系

乳房

- ●乳房は女性でよく発達している。男性にもあるが未発達である。
- ●乳腺は乳腺葉という構造をつくっており、1本ずつ乳管が伸びる。
- ●乳房とその周囲には豊富にリンパ管が走っている。

乳房は胸の筋肉の上に載っている

乳房は、前胸部にある半球状の組織で、男性にもありますが、女性でよく発達しています。全体の3分の2は大胸筋に、3分の1は前鋸筋に載っています。

中央には色素に富む乳輪があり、そこには12個前後の乳輪腺（モンゴメリー腺）があります。乳輪腺は皮脂腺の一種です。乳輪の中心に突出するのが乳頭です。

乳房の中には乳房提靱帯（クーパー靱帯）と呼ばれる線維束があり、これが乳房の形を支えています。乳房提靱帯は皮膚と胸の骨格筋の筋膜をつないでいて、乳房の中を小さな部屋に区切っています。また乳房には多くの脂肪組織があります。成人の乳房の大きさには個人差がありますが、それは主に脂肪組織の量によるものです。

乳房で乳汁がつくられる

乳房の主な役割は、出産後に乳汁をつくり子に授乳することです。乳汁をつくる乳腺は、集まって乳腺葉という構造をつくっています。乳腺葉は乳房提靱帯で区切られた部屋の中に収まっていて、片方の胸に15〜20個ある乳腺葉は、乳頭を中心に放射状に並んでいます。

1つの乳腺葉には乳汁の導管となる乳管が1本ついており、乳頭で開口しています。乳管は乳頭で開口する手前で少し太くなっていますが、これを乳管洞といいます。

乳房の周囲には多くのリンパ管が走っています。乳房の外側のリンパ管は、合流して腋の下にある腋窩リンパ節に、内側のリンパ管は胸骨傍リンパ節に集まります。

乳腺
乳汁を分泌する腺で、女性で発達している。乳腺葉という塊をつくっている。乳腺葉は片方に15〜20個ある。

乳房提靱帯
乳房を支え、乳房の中を区分けしている線維束。

腋窩リンパ節
腋の下やその周囲には多くのリンパ節があり、これらをまとめて腋窩リンパ節という。鎖骨下の上リンパ節、腋窩の中心リンパ節、上腕の付け根にある外側リンパ節などが含まれる。

メモ

乳腺の発達
乳腺は、受精卵からの発生の過程で、腋の下から恥骨を通る乳腺堤と呼ばれる線上に生じて発達する。この線上に通常の乳房以外に乳腺組織が形成され、出生後も残っていることがあり、これを副乳という。

乳房の構造

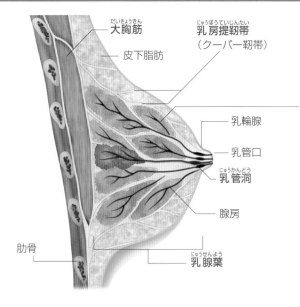

大胸筋（だいきょうきん）

乳房提靭帯（にゅうぼうていじんたい）
（クーパー靭帯）

皮下脂肪

乳腺（にゅうせん）
乳腺は、妊娠するとホルモンの作用によって発達し、乳房の重さは非妊娠時の2〜3倍になる。

乳輪腺

乳管口

乳管洞（にゅうかんどう）

腺房

肋骨

乳腺葉（にゅうせんよう）

乳房周囲のリンパ管・リンパ節

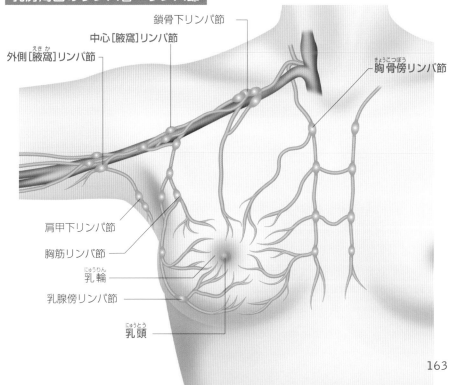

鎖骨下リンパ節

中心[腋窩]リンパ節

外側[腋窩]リンパ節（えきか）

胸骨傍リンパ節（きょうこつぼう）

肩甲下リンパ節

胸筋リンパ節

乳輪（にゅうりん）

乳腺傍リンパ節

乳頭（にゅうとう）

女性器の構造

ポイント

●女性の生殖器は卵巣、卵管、子宮、膣、膣前庭などから成る。
●卵子は卵巣で形成され、卵管で受精した後、子宮に着床する。
●膣は交接器官であると同時に産道でもあり、膣前庭で開口する。

女性器は管のように続いている

　女性の生殖器も内生殖器と外生殖器に区分されます。内生殖器は卵巣、卵管、子宮、膣、外生殖器（外陰部）は恥丘、大陰唇、小陰唇、陰核、膣前庭などを指します。なお、乳房や乳腺を外生殖器に加える場合もあります。

　女性の生殖機能の中枢は卵巣です。卵子を形成するとともに、エストロゲン（卵胞ホルモン）やプロゲステロン（黄体ホルモン）を分泌する内分泌器官でもあります。卵巣では卵胞（上皮細胞の袋に包まれた卵細胞）が形成され、約28日で成熟して卵子を腹腔に排出します。これを排卵といいます。排卵後、卵胞は直ちに閉塞し、黄体に変化します。

　放出された卵子は卵管に移動して受精を待機しますが、受精可能な時間は24時間しかなく、これを過ぎると自動的に処分されます。卵管は子宮に連絡する管で卵巣に近いほど内径が広く、卵巣側開口の直前部は膨大部と呼ばれます。

　受精卵は細胞分裂しながら卵管内を移動し、子宮に出て内膜にもぐり込み（着床）、ここで胎児へ成長していきます。

膣は陰茎との交接器官と産道を果たす

　子宮に連続する膣は、男性の陰茎との交接器官であるとともに、出産時の産道として機能します。膣は尿道口の後方で開口しますが（膣口）、ひだ構造である小陰唇に囲まれたこの部位を膣前庭といい、尿道口や膣口のほか、後方に大前庭腺（バルトリン腺）の開口が2つあります。また、小陰唇の前方交差部には陰核があります。これらを大陰唇が取り囲み、前方には皮膚の隆起部である恥丘があります。

キーワード

卵管
卵巣と子宮を連絡する管だが、卵巣に近づくほど内径は広くなり、特に卵巣側開口部の直前は卵管膨大部と呼ばれる。開口部の縁はふさのように広がった構造を示す（卵管采）。

子宮
受精卵を内壁に着床させ、成長させるための袋状の器官。子宮体と子宮頸に大きく区分される。

膣
子宮に続く管状構造で、交接器官としての役割と、産道としての役割がある。膣前庭に開口する。

大前庭腺（バルトリン腺）
男性の尿道球腺に相当する器官で、アルカリ性粘液を分泌する。

女性の内生殖器

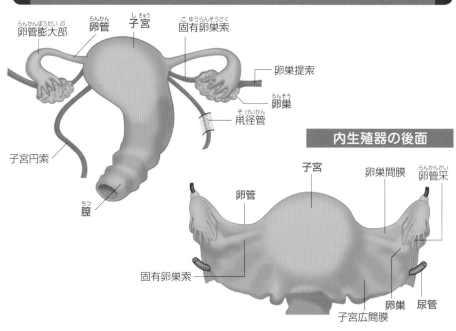

卵管膨大部 (らんかんぼうだいぶ)
卵管 (らんかん)
子宮 (しきゅう)
固有卵巣索 (こゆうらんそうさく)
卵巣提索
卵巣 (らんそう)
鼡径管 (そけいかん)
子宮円索
膣 (ちつ)

内生殖器の後面

子宮
卵巣間膜
卵管采 (らんかんさい)
卵管
固有卵巣索
卵巣
尿管
子宮広間膜

女性の外生殖器

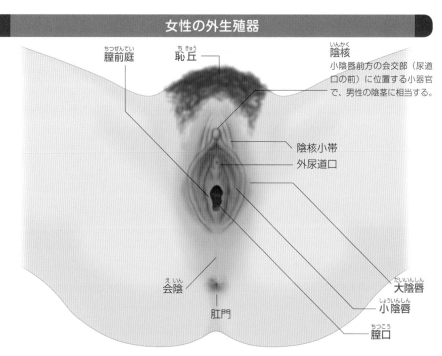

膣前庭 (ちつぜんてい)
恥丘 (ちきゅう)
陰核 (いんかく)
小陰唇前方の会交部（尿道口の前）に位置する小器官で、男性の陰茎に相当する。
陰核小帯
外尿道口
会陰 (えいん)
肛門
大陰唇 (だいいんしん)
小陰唇 (しょういんしん)
膣口 (ちつこう)

子宮

ポイント

- 子宮は膀胱の上部に寄りかかるように前傾して位置する。
- 全体は子宮体と子宮頸に、内部は子宮腔と子宮頸管に分かれる。
- 未妊娠の子宮内膜は、約4週間周期で剥離と再生を繰り返す（月経）。

子宮内膜の表面は剥離と再生を繰り返す

子宮はナスのような形をした袋状の器官で、卵管を通じて左右の卵巣と連絡しています。膀胱に寄りかかるように前傾して位置し、直腸や膀胱との間には、直腸子宮窩（ダグラス窩）と膀胱子宮窩という大きな空隙があります。これらは男性には見られず、妊娠に伴う子宮の膨張への対応と考えられます。また、子宮全体は腹膜に覆われています。

内部は大きく2つに区分されます。上部3分の2を子宮体、膣に通ずる下部3分の1を子宮頸と呼びます。両者の境界は内部で若干狭くなっており（子宮体の内部を成す子

試験に出る語句

子宮内膜症
子宮の内膜組織が、あるべき部位（子宮内腔）以外で増殖する病態。ホルモン周期に応じて重い月経痛などを生じ、不妊の原因にもなる。

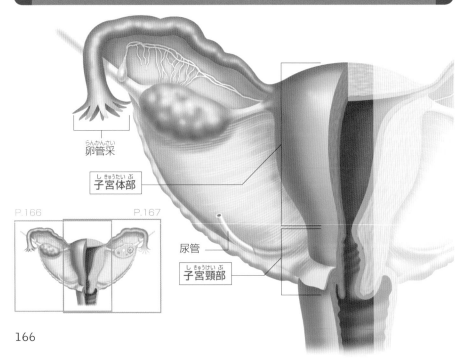

女性生殖器

卵管采

子宮体部

P.166　P.167

尿管

子宮頸部

宮腔から、子宮頸の内部を成す**子宮頸管**に移行する部分）、**子宮峡部**といいます。また、子宮頸開口部の腟内に突出した部分は**子宮腟部**といい、その反対側、すなわち子宮体の天井部（卵管開口部より上の部分）は**子宮底**といいます。

子宮の壁は3層構造で、内側から**子宮内膜**、**子宮筋層**、**子宮外膜**に区分されます。子宮内膜は粘膜（単層円柱上皮）で、卵管から移動してきた受精卵はここに接触後、粘膜内にもぐり込みます（**着床**）。内膜は着床の時期に合わせて厚みを増しますが、着床しなかった場合は厚くなった部分が剥離し（このときに出血を伴う）、腟から体外に排出されます。これが**月経**で、剥がれた後は薄い基底層だけが残ります。しかし、基底層細胞が増殖することで内膜は再生に向かい、やがて月経前の厚さにまで戻ります。内膜の剥離と再生は、妊娠に至るまで約4週間周期で繰り返されます（**月経周期**）。

子宮筋層は厚い平滑筋層で（約1cm）、胎児の成長に伴う子宮腔の膨張に対応しています。子宮外膜は漿膜です。

 キーワード

子宮壁
子宮内膜、子宮筋層、子宮外膜の3層から成る。内膜は受精卵が着床する場所だが、妊娠に至るまで、約4週間周期で表面の剥離と再生を繰り返す（月経）。

 メモ

月経
子宮内膜は受精卵の着床に備えて肥厚するが、妊娠に至らない場合は剥離し、その際に出血を見る。剥離後は基底層が残るが、やがて元の厚さに再生する（この部分を機能層と呼ぶ）。これは妊娠に至るまで4週間周期で繰り返される。

7章

泌尿器系・生殖器系

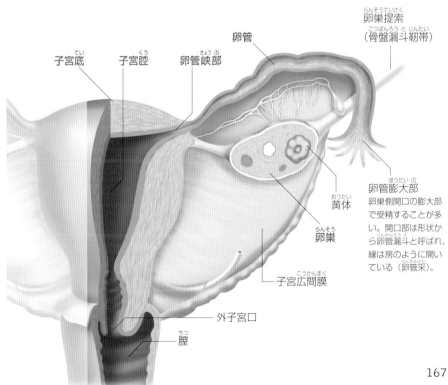

子宮底　子宮腔　卵管峡部　卵管

卵巣提索
（骨盤漏斗靱帯）

黄体

卵巣

卵管膨大部
卵巣側開口部の膨大部で受精することが多い。開口部は形状から卵管漏斗と呼ばれ、縁は房のように開いている（卵管采）。

子宮広間膜

外子宮口

腟

167

精巣と精子

ポイント

●精子は精巣内の小葉にある精細管で形成される。
●精母細胞が分裂する過程で、格納する染色体が半減する。
●精子は形成された後で運動機能や生殖機能を獲得する。

精子ができるまでには74日かかる

　精巣（睾丸）の内部は、表面の白膜の延長である精巣中隔により、いくつかの小葉に仕切られています。その中の精細管が精子形成の場で、上皮にある精祖細胞が精子の"大元"になります。精祖細胞にはA型細胞と、これが分裂してできるB型細胞の2種類があり、B型細胞から精母細胞が分化します。精母細胞も1次細胞と2次細胞の2種類がありますが、両者は違いが大きいため、1次細胞を狭義の精母細胞、2次細胞を精娘細胞と呼び分ける場合も少なくありません。最も大きな違いは染色体の数で、1次細胞は体細胞と同じ46本であるのに対し、1次細胞から分裂した2次細胞は半分の23本に減少しています（減数分裂）。

　精娘細胞はすぐに2段階目の分裂に入り、精子細胞となります。これが分裂して精子が形成されます。ここまでに要する日数は約74日で、1個の精祖細胞からできる精子は4個、1日に形成される精子は約4000万〜1億個といわれます。

精子は生殖能力を後で獲得する

　精子は、核を格納した先体と、その中心子から延びる長い尾（鞭毛）から成り（尾はさらに中部、主部、終末部に区分される）、自ら移動することができる細胞です。ただし、精子細胞から分化したばかりの精子は、運動する能力も生殖機能も備えていません。これらは精巣上体管に送られ、そこで待機する間に獲得すると考えられます。また、射精された後、卵管へ移動する過程で、その分泌物の作用を受けて、受精能力を高めるとされます。

キーワード

精祖細胞
精子の"大元"になる細胞だが、その起源は発生期に出現する原始生殖細胞で、性腺に移動して精祖細胞となり、思春期に活動を始めるまで休眠状態に入る。

減数分裂
体細胞の分裂では、細胞核内の染色体が2分割するため分裂後の細胞の染色体数は同じになるが、精子や卵子では、2段階の分裂を経て、染色体数が元の細胞の半分に減少する。

精子
長さは60μmほどで、核を格納した先体と尾（鞭毛）から成る。先体と尾の連結部は中心子といい、尾は中部、主部、終末部に分かれる。尾を動かすことで運動する。

メモ

精細管から精管へ
精巣内の各小葉の精細管は精巣網に集合し、精巣輸出管を経由して精巣上体で精巣上体管となり、さらに精管に一本化する。なお、男性ホルモン（アンドロゲン）は、精細管同士の間を埋める結合組織の中のライディッヒ細胞（間質細胞）が分泌する。

精巣の構造

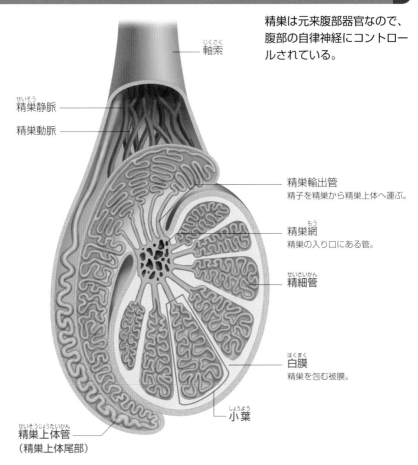

じくさく
軸索

精巣は元来腹部器官なので、腹部の自律神経にコントロールされている。

せいそう
精巣静脈

精巣動脈

精巣輸出管
精子を精巣から精巣上体へ運ぶ。

もう
精巣網
精巣の入り口にある管。

せいさいかん
精細管

はくまく
白膜
精巣を包む被膜。

しょうよう
小葉

せいそうじょうたいかん
精巣上体管
（精巣上体尾部）

精子の構造

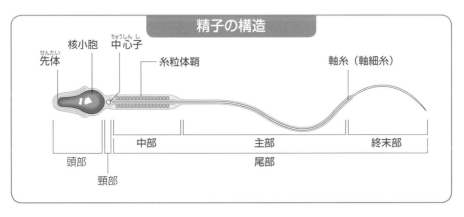

せんたい
先体

核小胞

ちゅうしんし
中心子

糸粒体鞘

軸糸（軸細糸）

中部

主部

終末部

頭部

頸部

尾部

卵巣と卵子

- ●卵巣は、固有卵巣索で子宮と、卵巣提索で骨盤壁とつながる。
- ●卵子は卵巣の皮質で形成され、卵胞という袋に包まれて成熟する。
- ●成熟した卵胞は卵巣の壁を突き破り、卵子を腹腔へ排出する（排卵）。

卵胞内で卵子が形成される

卵巣は子宮の両側に位置する一対の小器官（P.166〜167参照）で、子宮との間を固有卵巣索、骨盤壁との間を卵巣提索（骨盤漏斗靭帯）によって連結されています。また、子宮の両側に広がる子宮広間膜によってもつながっています。卵管の開口部にある卵管采は、卵巣を覆うように位置していますが、直接つながってはいません。成熟した卵子は卵巣壁を破り（排卵）、いったん腹腔に出てから卵管へ移動します。

卵巣の表面は胚上皮（腹膜上皮）に覆われ、内部は皮質と髄質に分けられます。皮質と髄質は結合組織で、卵子は内部の大半を占める皮質で形成されます。皮質にはさまざまな発達過程にある卵胞が存在します。これは上皮細胞の膜が細胞を包んだ状態で、この中で卵子が形成されていきます。

卵子は卵巣の壁を突き破って外に出る

卵胞の始まりは、卵祖細胞から分化した卵母細胞が1層の膜で包まれた原始卵胞です。卵胞刺激ホルモンの作用で1次卵胞、2次卵胞へと変化しますが、その過程で卵母細胞も1次細胞から2次細胞に分化します。この際、減数分裂が起こり、格納する染色体は体細胞の半数（23本）になります。

さらに成熟が進むと卵胞上皮に卵胞腔が形成され、卵胞液で満たされます。この状態を胞状卵胞（グラーフ卵胞）といい、内部の卵丘という構造の中に卵子があります（卵胞自体は卵胞膜という結合組織の膜で包まれている）。

卵巣提索（骨盤漏斗靭帯）
子宮と骨盤を結ぶ靭帯。一方で卵巣固有靭帯は子宮と卵巣を結ぶ（P.167参照）。

卵祖細胞
卵子の"大元"である卵祖細胞も、起源は発生期の原始生殖細胞である。性腺に移動して卵祖細胞となり、卵母細胞に分化した直後、休眠に入る。思春期に分裂を再開する。

卵母細胞
新生児の卵母細胞は約100万個あるが、活動を再開する思春期には約1万個にまで減少している。成熟して排卵に至るのは、一生涯でも400個ほどにすぎない。

卵胞刺激ホルモン
ゴナドトロピンと総称されるホルモンの一種で、FSHと略称される。下垂体から分泌される。

卵母細胞の分裂
卵母細胞は1次細胞も2次細胞も均等に分裂せず、一方が細胞質の大部分を獲得する。もう一方は極体といい、やがて消失する。これにより、ただ一つだけの卵子が形成される。

卵胞は成熟の過程で卵巣表面に移動します。そして**成熟卵胞**は壁を突き破り、卵子が**放線冠**（卵丘の一部）をまとった状態で放出されます（排卵）。

卵子放出後の卵胞は、黄色いルテイン細胞に満たされた**黄体**に変化します。

メモ

黄体
排卵で破られた卵胞は出血するが、すぐ卵胞細胞に吸収され、やがて黄色色素を持つルテイン細胞に置き換わる。

卵胞の発達過程

⚠ ワンポイント

卵巣内での卵胞の働き
卵巣内にある原始卵胞が、下垂体からのホルモン（卵胞刺激ホルモン、黄体形成ホルモン）の刺激を受けると成熟して発育卵胞になる。さらに成熟を続け、直径2cmにも及ぶ成熟卵胞となり、これが黄体刺激ホルモンの作用で破れ、卵子を放出する（排卵）。黄体は卵子が受精すると黄体ホルモンを分泌する妊娠黄体に移行するが、妊娠しなかった場合は縮小し、結合組織の白体に変化する。

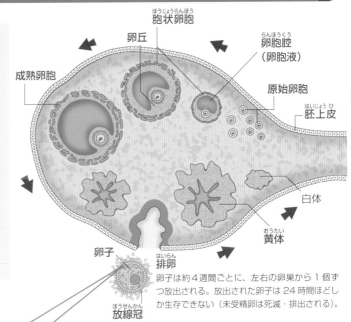

排卵
卵子は約4週間ごとに、左右の卵巣から1個ずつ放出される。放出された卵子は24時間ほどしか生存できない（未受精卵は死滅・排出される）。

卵子の構造

排卵された卵子の構造は、卵丘に由来する放線冠と透明体という膜で覆われた中に、卵細胞がある。核には、22対の常染色体と1対のX染色体（女性染色体）が格納されている。なお卵細胞内に見られる2次極体は、非対称に分裂する卵細胞特有の減数分裂で生じた、いわば"細胞分裂の残りかす"で、やがて消失する。

受精から誕生まで

泌尿器系
生殖器系

> **ポイント**
>
> ●精子と卵子は卵管膨大部で受精する。
> ●受精卵は卵管を通って子宮へ移動し、子宮内膜に着床する。
> ●受精から分娩までを妊娠期間または胎生期と呼ぶ（280 日間）。

卵管に達する精子は数億中 200 個だけ

排卵された 1 個の卵子は卵管に取り込まれ、卵管膨大部で待機します。一方、射精された精子は、膣内から卵管へ向かって進行を開始します。ただし、途中にはさまざまな障壁要件があり（膣の高酸性、子宮頸管粘液の高粘性など）、これを突破して卵管に達する精子は、射精時の数億個中わずか 200 個にすぎません。

卵管の遡上中に精子は先体を包んでいた皮膜を失って受精能を獲得します。そして膨大部に達すると、待機していた卵子と接合します（受精）。卵子は放線冠の中で透明体に包まれていますが、これは 1 つの精子が入った瞬間に変化し、ほかの精子の進入阻止に働きます。

受精卵はただちに分裂（卵割）を開始すると同時に、卵管の線毛運動によって子宮へ向けて移動し始めます。桑実胚（16 細胞）を経て、内腔を持った胞胚（杯盤胞）となる 5 日目には子宮に達し、6 日目ころに子宮内膜へもぐり込みます（着床）。

着床した胞胚は粘膜下まで達する突起（絨毛）を伸ばしますが、これはやがて胎盤の一部となります。

赤ちゃんは約 10 カ月でこの世に生を受ける

受精から胎児（及び胎盤などの付属物）の排出（分娩）までを妊娠といいます。臨床では最終月経初日を起点とする 280 日間を妊娠期間とし、一般に初期（15 週まで）、中期（16 ～ 27 週）、末期（28 週以降）の 3 期に区分されます。

なお、妊娠期は胚（受精後第 8 週までの呼称）と胎児（第

受精
精子と卵子の染色体数は 23 本だが、受精によって混合し、体細胞が持つ本来の数（46 個）がそろう。なお、精子の活動限界は最大 7 日間、卵子の生存期間は約 24 時間とされる。よって、排卵日を挟んだ 8 日間が「妊娠可能期間」とされる。

接合
細胞同士が融合すること。受精はこの一種。

放線冠・透明体
放射冠は卵胞の卵丘が排卵時に一部分離した膜。透明体は放射冠の内側で卵子を包んでいるたんぱく質の透明な膜。

胎盤
子宮内でへそのおである臍帯（さいたい）を介し、胎児を母体と結んでいる構造。胎児のガス交換や代謝などに関与する。

9週以降の呼称）を中心とする場合は、胎生期及び受精後
2週間の胚子前期、第3〜8週の胚子期（胎芽期）、第9
週以降の胎児期に区分されます。

　この間、子宮は膨張を続け、妊娠末期には腹腔の大部分
を占めるまでになります。

 キーワード

胎児期
成長がメインとなる第9週
以降の呼称は胎児となり、
胎児期に区分される。

受精卵の成長

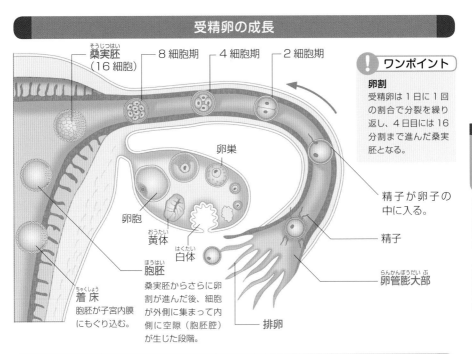

桑実胚
（16細胞）

8細胞期　　4細胞期　　2細胞期

ワンポイント

卵割
受精卵は1日に1回
の割合で分裂を繰り
返し、4日目には16
分割まで進んだ桑実
胚となる。

卵巣

精子が卵子の
中に入る。

卵胞

黄体

白体

精子

胞胚

卵管膨大部

着床
胞胚が子宮内膜
にもぐり込む。

桑実胚からさらに卵
割が進んだ後、細胞
が外側に集まって内
側に空隙（胞胚腔）
が生じた段階。

排卵

胎児の成長

妊娠期間は最終月経初日を0日目とし、280日目（40週0日）が出産予定日になります。

3週目

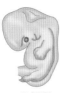

6週目

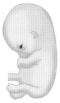

9週目

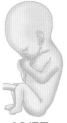

19週目

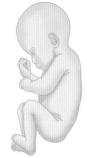

40週目

妊娠に気づくのは、受精後8週を経過したころである。ここまでが「胚」
と呼ばれる時期で、細胞の活発な分化によって著しい発達を示し、主
な器官の原形が形成される。呼称が「胎児」に変わる第9週以降は成
長がメインとなる。この時期のはじめは頭部が大きいが、次第に全身
のバランスが整い、15週以降は体毛や爪なども形成されていく。

7
章

泌尿器系・生殖器系

運動強度の指標とは？

　一般にいう有酸素運動とは、短い時間しか持続できない激しい運動ではなく、長い時間ゆっくり続けられる、強度の低い運動を指します。これに該当するスポーツとしては、ジョギングのような低速の長距離走やウオーキング、サイクリングなど、屋内では水泳やエアロビクスダンスなどが挙げられます。

　運動強度の指標は、一般には安静時との比較や、心拍数を基準にしたものが知られています。よく用いられる「METs」は、安静時を「1.0MET」とし、その何倍になるかで強度を表したもので、近所の散歩は 2.5METs、一般的なジョギングは 7.0METs……といったように、主な運動や行動について数値が公表されています。これに運動した時間を乗じた数値が「EX」（「メッツ・時」とも）で、3.0METs 以上を含んだ運動を1週間当たり23EX 行なうことが奨励されています。

　心拍数に基づく指標はいくつかありますが、いずれも「目標心拍数」を設定し、維持するように運動するものです。最も一般的な計算方法は「220－年齢」を「最大心拍数」とし、その何割かを目標心拍数とするものです。このほか「（運動時心拍数－安静時心拍数）÷（最大心拍数－安静時心拍数）× 100」を運動強度に定め、「運動強度×（最大心拍数－安静時心拍数）＋安静時心拍数」を目標心拍数に設定する方法も広く行なわれています。

8章

脳と神経系

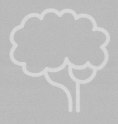

脳と神経系

神経系の概要

ポイント
●神経系は、中枢神経系と末梢神経系で構成される。
●中枢神経系とは脳（大脳、間脳、小脳、脳幹）と脊髄のことである。
●末梢神経系とは脳神経と脊髄神経のことである。

中枢神経系と末梢神経系

　神経系は脳と脊髄から成る**中枢神経系**と、脳神経と脊髄神経からなる**末梢神経系**で構成されています。中枢神経系は、全身から集まる情報を処理し、体をコントロールする指令を発信するメインコンピューターであり、末梢神経系は情報や指令を送信するための通信網です。

　脳とは**大脳、間脳、小脳、脳幹**のことです。脊髄は、脳幹から続いて脊椎の中を下っています。

　末梢神経系は、脳神経と脊髄神経に分けることができます。脳神経は大脳と脳幹に出入りする末梢神経で、12 対あります。脊髄神経は脊髄に出入りする末梢神経で、31対あります。

神経系の基本単位はニューロン

　中枢と末梢とで情報をやり取りする働きをしているのはニューロン（神経細胞）です。ニューロンは、核がある細胞体と、そこから枝のように伸びる樹状突起、長く伸びる軸索で構成されています。樹状突起は情報を受け取る突起で、軸索は情報を遠くまで伝えるための、いわば電線です。神経線維といわれるのはこの軸索のことで、その先端を神経終末といいます。軸索には、シュワン細胞が巻きついてできた髄鞘がついていることがあります。髄鞘と髄鞘の間のくびれた部分をランビエ絞輪といいます（P.27 参照）。

　ニューロンには、細胞体から軸索が延びる形によって、単極性ニューロン、双極性ニューロン、偽単極性ニューロン、多極性ニューロンという種類があります。

 試験に出る語句

中枢神経系
脳と脊髄から成る。全身から集まる情報を整理、分析し、全身に指令を発する。

末梢神経系
脳神経と脊髄神経から成る。脳に情報を送ったり、脳からの指令を全身に届ける通信網である。

 キーワード

髄鞘
軸索にシュワン細胞が巻きついてできた脂質のサヤ。軸索に髄鞘があるものを有髄線維、髄鞘がないものを無髄神経という。

単極性ニューロンなど
ニューロンはその機能によって形が異なる。例えば、運動の指令を伝達するニューロンは多極性ニューロン、感覚の情報を伝えるニューロンは双極性または偽単極性ニューロンであることが多い。

中枢神経系と末梢神経系

脳と脊髄から成る中枢神経系は受け取った情報を統合処理し、その情報を体の各部とやり取りするのが末梢神経系です。

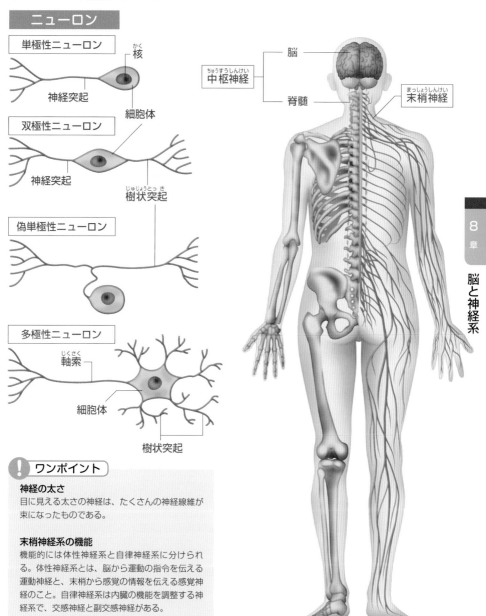

ニューロン

単極性ニューロン

核（かく）

神経突起

細胞体

双極性ニューロン

神経突起

樹状突起（じゅじょうとっき）

偽単極性ニューロン

多極性ニューロン

軸索（じくさく）

細胞体

樹状突起

脳

中枢神経（ちゅうすうしんけい）

脊髄

末梢神経（まっしょうしんけい）

⚠ ワンポイント

神経の太さ
目に見える太さの神経は、たくさんの神経線維が束になったものである。

末梢神経系の機能
機能的には体性神経系と自律神経系に分けられる。体性神経系とは、脳から運動の指令を伝える運動神経と、末梢から感覚の情報を伝える感覚神経のこと。自律神経系は内臓の機能を調整する神経系で、交感神経と副交感神経がある。

脳と神経系

脳の全体像

ポイント
- 脳は大脳、間脳、小脳、脳幹（中脳、橋、延髄）で構成される。
- 脳の中には側脳室、第三脳室、第四脳室という脳室がある。
- 脳と脊髄は、脳室から分泌される脳脊髄液に浮かんでいる。

脳は頭蓋に収まっている

　脳（大脳、間脳、小脳、脳幹）は、すべて頭蓋（頭蓋腔）の中にあり大切に守られています。脳幹の下には脊髄が続き、大後頭孔から頭蓋骨を出ていきます。

　脳の最も外側にあり、表面に大きくシワが寄っている左右の半球状のものが大脳です。大脳はヒトでは非常によく発達しており、左右の大脳半球は中央の脳梁でつながっています。

　脳の中心部分には間脳があり、その下に脳幹が続きます。脳幹は、中脳、橋、延髄で構成されています。また大脳の下後方、脳幹の後ろには小脳があります。

髄膜と脳室と脳脊髄液

　脳は、内側から順に軟膜、くも膜、硬膜という3枚の髄膜で覆われています。また軟膜とくも膜の間には空間があり、これをくも膜下腔といいます。

　脳の中には脳室と呼ばれる空間があります。左右の大脳半球の中には側脳室、間脳の視床に挟まれた位置には第三脳室、小脳の前方には第四脳室があり、それぞれ細い通路でつながっています。また第四脳室にある3つの孔は、脊髄周囲のくも膜下腔につながっています。したがって4つの脳室と、脳と脊髄の周りのくも膜下腔はつながっています。脳室にある脈絡叢という器官からは脳脊髄液が分泌され、脳室とくも膜下腔を満たし、脳周辺の静脈に吸収されています。脳と脊髄は、この脳脊髄液に浮かぶようにして守られています。

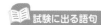

脳室
側脳室、第三脳室、第四脳室がある。

脳脊髄液
脳室とくも膜下腔を満たす液体で、脳と脊髄はこれに浮かんでいる。脳室から分泌され、脳周辺の静脈に吸収されており、常に循環している。150mℓがたまり、1日に500mℓの量が産生される。

髄膜
脳を覆う膜で、軟膜、くも膜、硬膜の3層構造になっている。脳に続く脊髄も同じ膜で覆われている。

大脳と小脳のやり取り
大脳と小脳は直接つながっていない。両者は脳幹を通じて情報をやり取りしている。

脳の構造

脳は、大脳・小脳・脳幹で構成され、さらに大脳は間脳と終脳、脳幹は中脳・橋・延髄に分けられます。

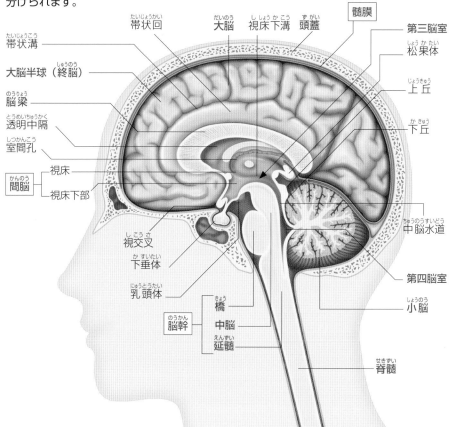

帯状溝（たいじょうこう）
大脳半球（終脳）（しゅうのう）
脳梁（のうりょう）
透明中隔（とうめいちゅうかく）
室間孔（しつかんこう）
視床 ― 間脳（かんのう）
視床下部
帯状回（たいじょうかい）
大脳（だいのう）
視床下溝（ししょうかこう）
頭蓋（ずがい）
髄膜
第三脳室
松果体（しょうかたい）
上丘（じょうきゅう）
下丘（かきゅう）
視交叉（しこうさ）
下垂体（かすいたい）
乳頭体（にゅうとうたい）
橋（きょう）
中脳
延髄（えんずい）
脳幹（のうかん）
中脳水道（ちゅうのうすいどう）
第四脳室
小脳（しょうのう）
脊髄（せきずい）

8章 脳と神経系

脳室

脳には脳室と呼ばれる空間がある。側脳室は室間孔（モンロー孔）で第三脳室と、第三脳室は中脳水道で第四脳室とつながっている。

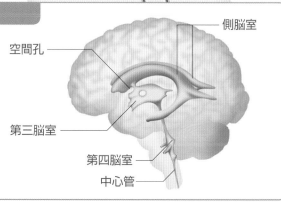

空間孔
側脳室
第三脳室
第四脳室
中心管

179

大脳

ポイント

●左右の大脳半球は中央の脳梁でつながっている。

●大脳表面などにある灰白質は、ニューロンの細胞体の集まりである。

●大脳の中側の白質には、神経線維が束になって走っている。

大脳の表面には深いしわがある

　頭部の一番上にあり、脳の多くを占める**大脳**は、左右の大脳半球が中央の脳梁でつながった形をしています。成人の大脳の平均重量は 1300 〜 1400g といわれています。

　大脳の表面には大きなしわがあります。これを**溝**といい、溝と溝の間の盛り上がった部分を**回**といいます。特に頭頂部から前側方に向かう**中心溝**と、側面の下前方から上後方に向かう**外側溝**は深く、大脳の各部を分けています。中心溝より前が**前頭葉**、中心溝より後ろの上部が**頭頂葉**、外側溝の下部が**側頭葉**、後頭部の領域が**後頭葉**です。

灰白質と白質

　大脳の断面を見ると、色の濃い部分と薄い部分があります。色の濃い部分は**灰白質**といい、ここにはニューロンの細胞体が集まっています。特に表面の灰白質は**大脳皮質**と呼ばれます。大脳の中には皮質以外にも灰白質があり、いずれも重要な機能を担っています。色が薄い部分は**白質**と呼ばれ、ここには神経線維が束になって走っています。

大脳辺縁系と大脳基底核

　大脳の内側面に見える**帯状回**や**海馬傍回**など、脳梁を取り囲む部分を**大脳辺縁系**といいます。大脳辺縁系は、本能行動や情動など、比較的原始的な機能を担っています。

　また海馬の内側の上部には、**レンズ核**と**前障**、視床の上を通る**尾状核**から成る**脳基底核**が位置します。大脳基底核は運動の調整にかかわっています。

試験に出る語句

中心溝
大脳の頭頂部から前側方に向かう深い溝。ローランド溝ともいう。この前の一帯の回を中心前回、後ろの一帯を中心後回という。

外側溝
大脳側面下前方から上後方に向かう深い溝。シルビウス溝ともいう。

キーワード

大脳皮質
大脳の表面の灰白質の部分のこと。特にヒトで発達している。進化の過程で最も新しくできた部分なので、新皮質ともいう。

白質
神経線維が走っている部分。大脳皮質に対して大脳髄質と呼ぶこともある。

メモ

大脳のしわ
大脳表面にしわがあるのは、大脳皮質の表面積を広げ、高度に発達して増えたニューロンを配置するためといわれる。

脳の大きさと知能
大脳の重さと知能とは必ずしも比例しない。つまり知能は大脳の重さだけで測れるものではない。

大脳皮質の区分

大脳皮質とは、大脳の灰白質の表面部分です。前頭葉、頭頂葉、側頭葉は外表ですが、島葉、辺縁葉は内側に隠れています。

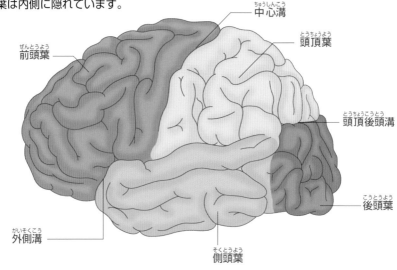

大脳の内側面

大脳の内側面の辺縁部を大脳辺縁系といい、本能行動や情動、記憶などを担っています。

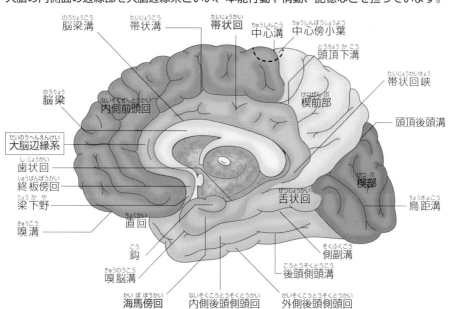

間脳

ポイント
- 間脳は視床、視床下部、視床上部から成り、下は中脳につながる。
- 視床は脳の中で最大の神経核（ニューロンの塊）である。
- 視床下部は自律神経系や内分泌系の中枢で、多くの神経核を持つ。

視床は最大の神経核

　側脳室の下にあり第三脳室を挟むように位置する卵型の視床と、その上の視床上部、下の視床下部の部分を間脳といいます。間脳は、さまざまな感覚の情報を中継するほか、自律神経や内分泌系の中枢として働きます。

　左右の視床は多くの場合、視床間橋でつながっています。視床はヒトの神経系で最大の神経核です。神経核とはニューロンの細胞体の塊という意味で、視床にある神経核はまとめて視床核と呼ばれます。

　視床の中には神経線維が集まった白質で構成される視床髄板がYの字に入っており、これによって前方の部分と内側、外側の部分に分割されており、それぞれのエリアにたくさんの神経核が詰まっています。

視床下部と視床上部

　視床の前下方のエリアを視床下部といいます。視床下部には、前方で視神経が交差する部分の視交叉、その後方で下に内分泌器官の下垂体がつく漏斗、その後部にある乳頭体が含まれます。視床下部の中にもたくさんの神経核があります。ある神経核は自律神経系などに指令を出す中枢となり、ある神経核はホルモンを分泌して下垂体やほかの内分泌腺を刺激しています。

　視床上部とは、第三脳室の後方の壁を形成する部分で、手綱や松果体などで構成されています。松果体とは、間脳の後方にある松笠の形をした突起で、睡眠と関係するホルモンを分泌する内分泌腺です。

 試験に出る語句

視床
第三脳室を挟んで位置する卵型の神経核の集まり。多くの場合、左右の視床は視床間橋でつながっている。

視床下部
視床の下の部分で、下には下垂体がぶら下がっている。自律神経系や内分泌系の働きに関与する。

🔒 **キーワード**

第三脳室
脳の中心部にある脳室。上は左右の大脳半球の中にある側脳室と、下は小脳の前にある第四脳室とつながる。

手綱
視床を後ろから見たとき、第三脳室にかかる手綱のように見える。白質で、左右の手綱が手綱交連でつながっている。

 メモ

間脳の機能
間脳は、大脳皮質の前頭葉をはじめ、大脳辺縁系や大脳基底核、脳幹と神経線維による連絡があり、感覚、運動、情動など、さまざまな機能にかかわっている。

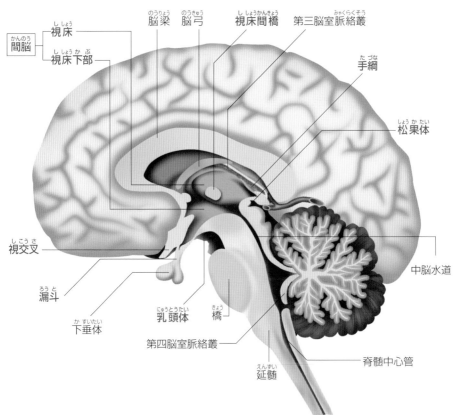

視床
間脳
視床下部

脳梁　脳弓　視床間橋　第三脳室脈絡叢

手綱

松果体

視交叉

漏斗

下垂体

乳頭体　橋

第四脳室脈絡叢

延髄

中脳水道

脊髄中心管

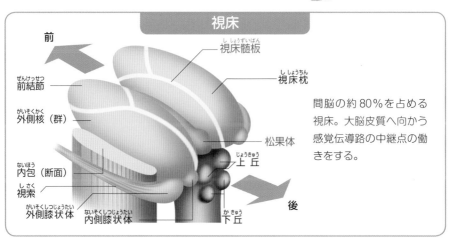

視床

前

前結節

外側核（群）

内包（断面）

視索

外側膝状体　内側膝状体

視床髄板

視床枕

松果体

上丘

下丘

後

間脳の約80％を占める
視床。大脳皮質へ向かう
感覚伝導路の中継点の働
きをする。

小脳

ポイント

- ●表面の小脳溝という細かい横しわが小脳の表面積を増やしている。
- ●虫部と傍虫部、小脳半球、片葉小節葉に分けられる。
- ●小脳は3対の小脳脚によって脳幹とつながっている。

小脳表面には大脳より細かいしわがよっている

小脳（しょうのう）は、大脳の下、脳幹の後方にあります。小脳の重さは成人で130g程度です。

小脳は虫部（ちゅうぶ）、小脳半球、片葉小節葉（へんようしょうせつよう）の3つに分けられます。後方から見て、中央にあるのが虫部で、その両側の狭い一帯が傍虫部（ぼうちゅうぶ）と呼ばれています。傍虫部のさらに両側に膨らんでいる部分が小脳半球です。片葉小節葉は、小脳の内側に入り込んでいるので、後方からは見えません。小脳は運動の調整を担っていますが、各部分はそれぞれ違う機能を担当しています。

小脳の表面には、大脳とは違う細かいしわが横方向に走っており、これを小脳溝（しょうのうこう）といいます。断面を見ると、ニューロンの細胞体が集まる灰白質と、神経線維が集まる白質に分かれており、灰白質の割合が多いのが特徴です。というのも、小脳には大脳の数倍のニューロンがあるからです。また小脳溝が細かいのも、表面積を増やして格納できるニューロンの数を増やすためです。

小脳脚で脳幹とつながっている

小脳は大脳とは直接つながってはおらず、小脳脚によって脳幹と接続し、脳幹を介して大脳と情報をやり取りしています。小脳脚は3対あり、上小脳脚（じょう）は中脳と、中小脳脚（ちゅう）は橋（きょう）と、下小脳脚（か）は延髄（えんずい）と小脳をつなぎます。小脳と脳幹の間には第四脳室があり、3対の小脳脚は脳室を両側から覆うようにして脳幹に延びています（P.187参照）。

試験に出る語句

虫部
小脳中央の少し盛り上がっている部分で、左右の小脳半球をつないでいる。発生学的には古い皮質である。

小脳脚
小脳と脳幹をつなぐ神経線維の束で、上・中・下小脳脚がある。

キーワード

小脳半球
小脳の両側に膨らんでいる部分。発生学的には新しい皮質である。

小脳溝
小脳表面の溝は大脳より細かい。これにより表面積を増やしている。特に深い溝は裂と呼ばれる。

小脳の表面にはたくさんの溝があり、そろばん玉のような外観をしています。

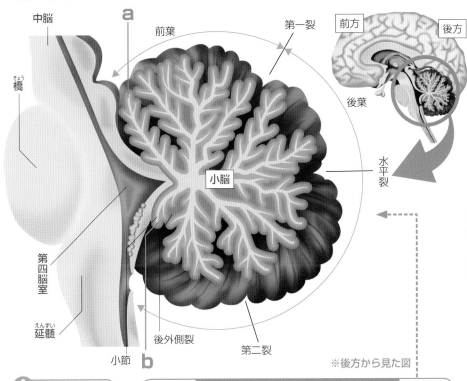

中脳

前葉

第一裂

前方

後方

橋（きょう）

後葉

小脳

水平裂

第四脳室

延髄（えんずい）

後外側裂

第二裂

小節

※後方から見た図

⚠ ワンポイント

小脳のニューロン

重量は大脳の方が 10 倍ほど重いが、ニューロンの数は小脳の方が圧倒的に多い。大脳にあるニューロンは約 140 億個であるのに対して、小脳には約 1000 億個あるとされている。

小脳表面（上図a～bの展開図）

小脳は、虫部、左右の小脳半球、片葉小節葉の3つに区別される。
通常、片葉小節葉は内側に入り込んでおり、後方からは見えない。

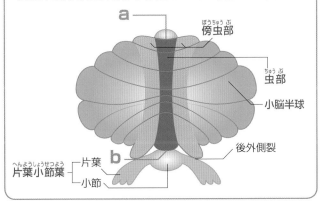

傍虫部（ぼうちゅうぶ）

虫部（ちゅうぶ）

小脳半球

後外側裂

片葉小節葉（へんようしょうせつよう）

片葉

小節

脳幹

ポイント
- 脳幹は中脳、橋、延髄で構成され、下は脊髄に続く。
- 脳幹の一番下の延髄が脊髄に移行する部分で頭蓋骨を出る。
- 脳神経のほとんどは脳幹に出入りしている。

脳幹は中脳、橋、延髄から成る

　間脳の下に続く部分が脳幹で、上から順に中脳、橋、延髄で構成されています。

　間脳の下の細く短い部分が中脳です。前方にはV字形の柱の大脳脚があります。大脳脚には運動にかかわる神経線維が通っています。大脳脚の間に見える乳頭体は、間脳の視床下部の一部です。後方には上丘・下丘という隆起があります。これらの中には神経核があり、視覚や聴覚の機能とかかわっています。中脳からは脳神経（P.190 参照）の動眼神経と滑車神経が出ています。また中脳には、第三脳室と第四脳室をつなぐ中脳水道が通っています。

　中脳に続く、急に太くなっている部分が橋です。前から見ると横方向のすじが見えるので、上の中脳や下の延髄とはっきり区別できます。このすじは、中小脳脚を経て小脳につながる神経線維である横橋線維が浮き出て見えるものです。橋には、脳神経の三叉神経、外転神経、顔面神経、内耳神経が出入りしています。また橋の後方には第四脳室があります。

　橋の下に続くのが延髄です。延髄は橋の下では太く、下にいくほど細くなります。そして下の脊髄へとつながる部分で頭蓋骨の外に出ます。延髄の前方に縦に走る柱状の構造を錐体といいます。錐体には大脳皮質から全身の骨格筋に指令を送る神経線維が束になって走っており、これを錐体路といいます。錐体の横にある膨らみはオリーブと呼ばれます。延髄には、脳神経の舌咽神経、迷走神経、副神経、舌下神経が出入りしています。

試験に出る語句

中脳
間脳に続く部分で、中に第三脳室と第四脳室をつなぐ中脳水道が通っている。

橋
中脳に続く太い部分で、小脳とつながる神経線維が明確である。

延髄
橋に続く部分で、運動神経の束が通る錐体やオリーブの構造を持つ。

キーワード

脳神経
脳に出入りする末梢神経のこと（P.190 参照）。12対あり、頭部や顔の機能や胸部・腹部の内臓の機能をコントロールしている。

オリーブ
延髄の側面に丸く膨らんだ部分のこと。中には小脳に情報を中継する働きを持つオリーブ核という神経核がある。

メモ

植物状態とは
脳幹には、呼吸や循環などの生命活動の中枢がある。大脳の機能が失われている一方で、脳幹の機能が保たれ、生命が維持されている状態を植物状態という。

脳幹は、中脳、橋、延髄で構成され、呼吸や体温調節、血圧調節などを司っています。

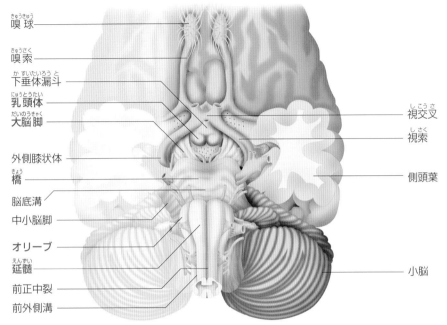

嗅球
嗅索
下垂体漏斗
乳頭体
大脳脚
外側膝状体
橋
脳底溝
中小脳脚
オリーブ
延髄
前正中裂
前外側溝

視交叉
視索
側頭葉
小脳

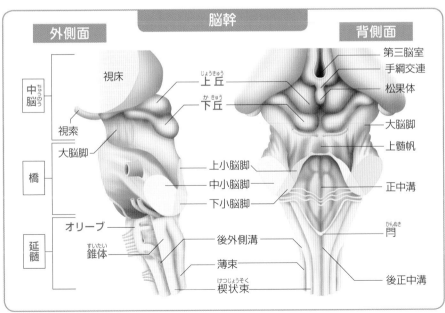

脳幹

外側面 　　　　　　　　　背側面

中脳
　視床
　視索
　大脳脚

橋

延髄
　オリーブ
　錐体

上丘
下丘

上小脳脚
中小脳脚
下小脳脚

後外側溝
薄束
楔状束

第三脳室
手綱交連
松果体
大脳脚
上髄帆
正中溝
閂
後正中溝

脊髄

ポイント

- ●脊髄は延髄に続く柱状のもので、脊柱管の中に収まっている。
- ●脊髄は脊柱管の全長より短く、第1腰椎の辺りまでしかない。
- ●脊髄の断面には、中央に灰白質が、周囲に白質がある。

脊髄は脊柱管に入っている

　脳幹の延髄の下に続くのが脊髄です。脊髄は中枢神経系に属し、末梢と脳との間でやり取りされる情報の中継や、自律神経系への指令といった働きをしています。

　脊髄は、脊椎の椎孔が縦につながってできた脊柱管の中に収まっています。そしてその周りは大脳と同様に、軟膜、くも膜、硬膜から成る髄膜で覆われており、くも膜下腔には脳脊髄液が循環しています。

　脊髄は、上部から順に頸髄、胸髄、腰髄、仙髄、尾髄に分けることができます。頸髄とは、頸椎を通る脊髄神経

試験に出る語句

頸膨大・腰膨大
脊髄の頸髄と腰髄で太くなっている部分のこと。上肢や下肢を支配する神経が出入りするためニューロンが多く、太い。

前角・後角
脊髄の断面に見える灰白質で、前方に突出している部分を前角、後方に突出している部分を後角という。ここには運動神経や感覚神経のニューロンがある（P.192参照）。

脊髄

脊髄は脊柱に対応して、頸髄、胸髄、腰髄、仙髄、尾髄に分けられます。

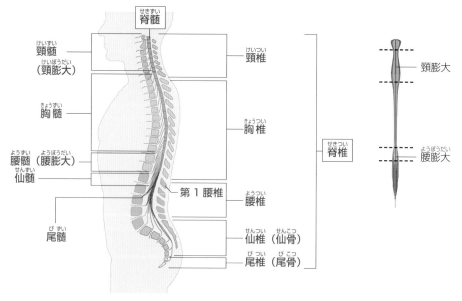

（末梢神経の仲間・P.192 参照）が出入りする部分のこと
です。その下に続く胸髄、腰髄なども同様です。ただし左
ページの図のように、成人の場合は脊髄と脊椎の高さは一
致しません。脊髄は第1腰椎の辺りまでの長さしかなく、
腰髄は腰椎よりもかなり高いところにあります。これは、
成長につれて身長（脊椎）が伸びる伸び方ほどには、脊髄
が伸びないためです。

　脊髄は前後が少しつぶれた円柱で、頸部と腰部でやや太
くなっており、それぞれ頸膨大、腰膨大といいます。頸髄
には上肢を支配する神経が、腰髄には下肢を支配する神経
が出入りしており、より多くのニューロンが存在するため
太くなっているのです。

　脊髄の断面を見ると、中央にH型の灰白質と、周囲に白
質が見えます。脳と同様、灰白質はニューロンの細胞体、
白質は神経線維の集まりです。灰白質が前方に突出したと
ころを前角、後方に突出した部分を後角といいます。

キーワード

脊柱管
脊椎の椎体の後方にある椎
孔が縦に連なってできるト
ンネル。

メモ

側角とは
おおよそ第2胸髄から第
1腰髄までの灰白質には、
前角と後角の間に側角があ
る。そのため灰白質は、H
の字の横棒が左右に突き出
たような形になる。側角に
は自律神経のニューロンが
ある。

8章

脳と神経系

脊髄の水平断面

脊髄の表面には数本の溝があり、前外側溝と後外側溝には脊髄神経の細い束が通っている。

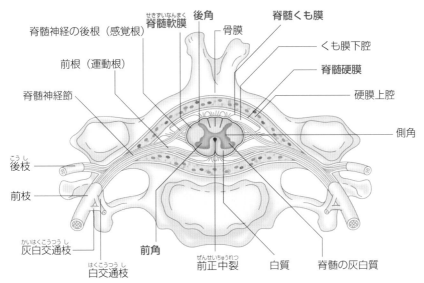

脊髄神経の後根（感覚根）　脊髄軟膜　後角　骨膜　脊髄くも膜
前根（運動根）　くも膜下腔
脊髄神経節　脊髄硬膜
硬膜上腔
側角
後枝
前枝
灰白交通枝　前角
白交通枝　前正中裂　白質　脊髄の灰白質

189

末梢神経系① 脳神経

ポイント
- 脳に出入りする 12 対の末梢神経を脳神経という。
- 頭部、顔面、頸部の感覚器、骨格筋、分泌腺を支配している。
- 第Ⅹ神経の迷走神経は、胸部・腹部の臓器に広く分布している。

大脳と脳幹に出入りする末梢神経

　中枢と全身をつなぐ"電線"である末梢神経のうち、脳に出入りするものを脳神経といいます。脳神経は、頭部や顔面、頸部の感覚器や骨格筋、分泌腺などを支配しています。ただし迷走神経は頸部を越え、胸部と腹部の臓器まで分布しています。脳神経は脳に出入りするので、嗅神経以外はどこかで頭蓋骨を通過します。

　脳神経は 12 対あります。出入りする場所が上の方から順番に番号がつけられており、番号はローマ数字で表記するのが慣例になっています。

【各脳神経の分布】

　各脳神経の走行は以下の通りです。
- Ⅰ：**嗅神経**　嗅脳（嗅球）は大脳辺縁系の一部。
- Ⅱ：**視神経**　眼球から後頭葉の一次視覚野に入る。
- Ⅲ：**動眼神経**　中脳から外眼筋と瞳孔括約筋などに分布。
- Ⅳ：**滑車神経**　中脳から外眼筋の上斜筋に分布。
- Ⅴ：**三叉神経**　橋から咀嚼筋や顔の皮膚・粘膜に分布。
- Ⅵ：**外転神経**　橋から外眼筋の外直筋に分布。
- Ⅶ：**顔面神経**　橋から顔の表情筋、涙腺や唾液腺、舌の前半の味覚器に分布。
- Ⅷ：**内耳神経**　橋から内耳の感覚器に分布。
- Ⅸ：**舌咽神経**　延髄からのどなどの骨格筋や粘膜、唾液腺、舌の後半の感覚器などに分布。
- Ⅹ：**迷走神経**　延髄から咽頭、頸部、胸部、腹部の内臓に分布。
- Ⅺ：**副神経**　延髄から頸部の骨格筋に分布。
- Ⅻ：**舌下神経**　延髄から舌の骨格筋に分布。

試験に出る語句

迷走神経
第Ⅹ脳神経。特殊な走行をする神経で、頸部を越え、胸部や腹部の臓器などに広く分布し、その機能をコントロールしている。一部は胸部まで下行してから反転し、のどに分布している。

嗅脳
嗅神経の先端で、少し膨らんでいるため嗅球ともいう。脳底にあり、鼻粘膜の嗅覚受容器からの神経を受ける。大脳辺縁系の一部でもある。

キーワード

頭部の感覚器
頭部には、嗅覚、視覚、聴覚、平衡覚、味覚といった特殊感覚を感知する感覚器がある。いずれの感覚も脳神経によって情報が集められ、大脳に送られている。

メモ

脳神経の仕組み
脳神経の中には、皮膚や感覚器からの情報を伝える感覚神経と、骨格筋を動かす運動神経、内臓の機能を調整する自律神経の線維が混じっているものがある。

脳神経は 12 対あり、頭部や顔面、頸部の感覚器や骨格筋、分泌腺などを支配しています。

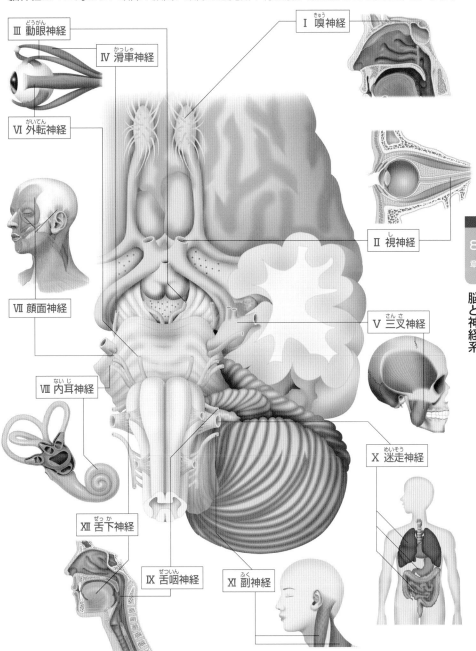

III 動眼神経

IV 滑車神経

I 嗅神経

VI 外転神経

II 視神経

VII 顔面神経

V 三叉神経

VIII 内耳神経

X 迷走神経

XII 舌下神経

IX 舌咽神経

XI 副神経

8 章

脳と神経系

191

末梢神経系② 脊髄神経

ポイント
- 脊髄に出入りする脊髄神経は頸神経から尾骨神経まで 31 対ある。
- 胸神経以外の脊髄神経は神経叢を形成し、全身に分布する。
- 求心性線維は脊髄の後角に入り、遠心性神経は脊髄の前角から出る。

脊髄に出入りする脊髄神経は 31 対ある

　中枢と全身をつなぐ"電線"である末梢神経のうち、脊髄に出入りするものを脊髄神経といいます。脊髄神経は第1頸椎の上から始まり、以降は脊椎と脊椎の間に形成される椎間孔に 1 対ずつ出入りしており、頸神経が 8 対、胸神経が 12 対、腰神経が 5 対、仙骨神経が 5 対、尾骨神経が1 対で、計 31 対あります。

　脊髄神経が脊椎の椎間孔を出ていく角度は、下位のものほど下方向に急角度になります。これは脊椎に対して脊髄の方が短いためです。腰椎辺りの脊柱管の中には脊髄神経だけが束になっており、その様子が馬のしっぽに似ていることからこれを馬尾といいます。

　胸神経以外の脊髄神経は、脊椎の椎間孔を出た後上下の神経線維の一部が合流し、また分岐して、大きな網の目のような構造をつくります。これを神経叢といいます。

　脊髄神経には、皮膚などの感覚を伝える感覚神経と、運動の指令を骨格筋に伝える体性運動神経、さらには内臓の機能を調整する自律神経系の線維が混じっています。感覚神経は中枢に向かって情報が流れることから、求心性線維といいます。また体性運動神経と自律神経系は末梢に向かって情報が流れることから、遠心性線維と呼ばれます。

　感覚神経の求心性線維は、後根を形成して必ず脊髄の後角に入ります。運動神経と自律神経の遠心性線維は、必ず脊髄の前角から出て前根を形成します。このように脊髄神経の脊髄への入り口と出口が完全に分かれていることを、ベル・マジャンディの法則といいます。

 試験に出る語句

馬尾
脊髄末端から下方向に伸びる末梢神経が馬のしっぽのように見えるもの。

神経叢
脊髄神経の線維が、合流、分岐して構成される網目状の構造。頸神経叢、腕神経叢、腰神経叢、仙骨神経叢、陰部神経叢などがある。

 キーワード

求心性線維
中枢に向かって情報を伝達する神経線維のこと。感覚神経の線維。

遠心性線維
中枢から末梢に向かってさまざまな指令を伝える神経線維のこと。運動神経と自律神経系の線維。

ベル・マジャンディの法則
求心性線維は脊髄の後角に入り、遠心性線維は脊髄の前角から出るという法則。

脊髄神経は前根と後根が椎間孔で合わさって出ていきます。脊椎を出る位置により、5つに区分されています。

❗ ワンポイント

前根と後根

脊髄を出てすぐに合流し、またすぐに分岐して、体腔や体の前面と四肢に分布する前枝と、背部に分布する後枝に分かれ、全身に分布している。

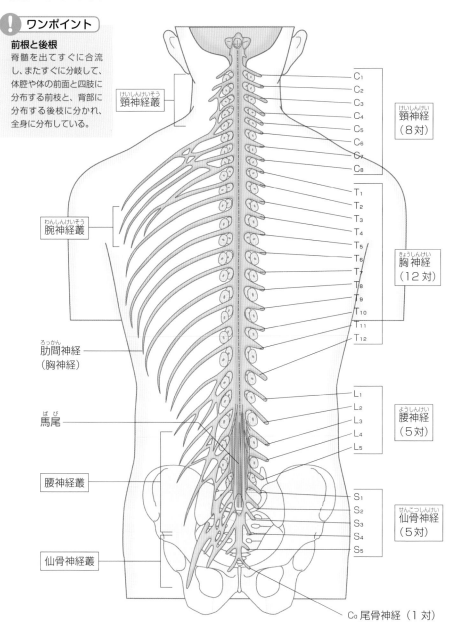

けいしんけいそう
頸神経叢

けいしんけい
頸神経
（8対）

- C1
- C2
- C3
- C4
- C5
- C6
- C7
- C8

わんしんけいそう
腕神経叢

きょうしんけい
胸神経
（12対）

- T1
- T2
- T3
- T4
- T5
- T6
- T7
- T8
- T9
- T10
- T11
- T12

ろっかん
肋間神経
（胸神経）

ばび
馬尾

腰神経叢

ようしんけい
腰神経
（5対）

- L1
- L2
- L3
- L4
- L5

せんこつしんけい
仙骨神経
（5対）

- S1
- S2
- S3
- S4
- S5

仙骨神経叢

C0 尾骨神経（1対）

脳と神経系

自律神経系

> **ポイント**
> ●自律神経系には交感神経と副交感神経がある。
> ●交感神経は胸髄から腰髄までの側角から出て、交感神経幹を通る。
> ●副交感神経は脳幹と仙髄から出る。

交感神経と副交感神経は出所が違う

　自律とは、意思とは関係なく自律的に働くという意味です。自律神経系は内臓や血管、分泌腺などの機能をコントロールする神経で、体を興奮状態にする交感神経と、リラックスした状態にする副交感神経があります。全身の臓器や器官のほとんどは、交感神経と副交感神経の二重支配を受けています。

　自律神経系のニューロンは、脳幹と脊髄から始まって神経線維を伸ばし、途中でニューロンを一度乗り換えてから、標的の臓器などに分布します。このニューロンを乗り換える前の線維を節前線維、乗り換えた後で臓器などに届く線維を節後線維といいます。

　交感神経は、第一胸髄から上位の腰髄までの側角から始まります。前根から出ると、脊椎の両側に縦走する交感神経幹に入ってから、標的の臓器などに向かいます。交感神経は、交感神経幹やほかの神経節でニューロンを乗り換え、節後線維となって臓器などに届きます。

　副交感神経は脳幹と仙髄から出ています。脳幹から出るものは脳神経の一部を構成しています。例えば顔面神経の涙腺や唾液腺を調整する線維や、迷走神経の頸部や胸部・腹部の臓器を調整する線維などが副交感神経です。脳幹からの神経が頭部から結腸の前半までの臓器や器官を、仙髄から出る神経が骨盤内の臓器や器官を支配しています。副交感神経は標的となる臓器や器官のすぐ近くにある神経節でニューロンを乗り換えており、節後線維が短いのが特徴です。

試験に出る語句

交感神経幹
脊椎の両側に数珠状に連なっている構造。交感神経の一部がここでニューロンを乗り換える。

節前線維・節後線維
自律神経系は、脳幹や脊髄を出た後、必ずどこかで一度ニューロンを乗り換える。ニューロンを乗り換える前の線維を節前線維、乗り換えた後の線維を節後線維という。

キーワード

神経節
末梢神経系のルートの中でニューロンの細胞体が集まっているところ。自律神経系はここでニューロンを乗り換えている。顎下神経節、腹腔神経節、上腸間膜神経節などがある。

メモ

自律神経系の節前線維
自律神経系の節前線維は髄鞘のある有髄神経で、節後線維は髄鞘がない無髄神経である。

交感神経と副交感神経

自律神経は2つのニューロンから成り、心筋、平滑筋（内臓、血管）、分泌腺に分布しています。全身の臓器や器官のほとんどが、交感神経と副交感神経の支配を受けています。

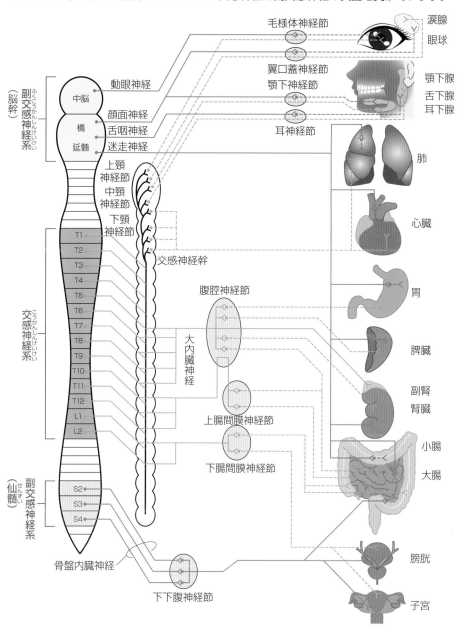

8章

脳と神経系

195

骨密度と骨粗鬆症

単位体積当たりの骨の重量を「骨密度」といい、骨の強度に関係しています。骨密度が高いと緻密で硬く、低いとスカスカでもろくなります。骨密度が極端に低下した病態が「骨粗鬆症」で、些細なことでも骨折する危険が高くなります。

骨密度は 20 〜 30 歳で最大になり、壮年期を過ぎると低下していきますが、男性が緩やかに下がるのに対し、女性の低下は著しく、特に閉経直後は急降下します。これは月経周期に作用する「エストロゲン」（卵胞ホルモン）が、骨の形成に大きく関与しているためです。

エストロゲンは骨をつくる骨芽細胞の働きを促し、骨を壊す破骨細胞の働きを抑制します。壮年期までは両方の働きが平衡していますが、閉経してエストロゲンの分泌が止まると、このバランスが崩れます。破骨細胞が骨芽細胞に先行して働く状態となり、全体の骨量は急降下します。その後、低下は緩やかになりますが、骨密度は同年代の男性を大きく下回り、男性が 80 歳でも許容範囲にとどまる人が多いのに対し、女性は 70 代前半で骨折リスクが高まる"危険水域"に入ります（人によっては低下が著しく、骨粗鬆症と診断されます）。

骨粗鬆症を防ぐためには、やはり早くから運動を習慣化する必要があります。この場合、持久的な低強度運動より、ウエートトレーニングやジャンプを伴うエクササイズなど、骨に負荷を与える比較的高強度の運動が効果的とされます。

9章

皮膚と感覚器系

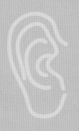

皮膚と
感覚器系

皮膚の構造

ポイント

●皮膚は表皮、真皮、皮下組織の3層に分けられる。
●表皮細胞は最下層の基底層で生成され、表層へ移動していく。
●毛や爪は表皮細胞が変化した付属器官である。

皮膚は単なる "カバー" ではない

　体表を覆っている皮膚は、人体を形づくるとともに体の内部を保護し、また外部の刺激（触圧、温痛）を受容する感覚器としての役割も果たしています。厚さは数mmで、表面から表皮、真皮、皮下組織の3層構造になっています。

　表皮は上皮組織から成り、角質層、淡明層、顆粒層、有棘層、基底層（胚芽層）に区分されます。表皮細胞は基底層で生成され、ケラチンというたんぱく質を形成しながら表層へと移動していきます。ケラチンの増加に伴って細胞は次第に硬くなり（角化）、最後には垢となって剥がれます。

　真皮は膠原線維が豊富で、皮膚に弾力性を与えています。また、血管が多く通り、血管のない表皮への栄養供給や温度の調節に働いています。表皮との境界には多くの指状突出（乳頭）があり、血管や神経終末が分布しています。

　最深層にある皮下組織は、脂肪組織が大部分を占める結合組織で、保温に働くとともに、外部衝撃に対する緩衝剤の役割も果たしています。

毛と爪も体を守る重要な組織

　皮膚には毛と爪が付属しています。毛は表皮の一部が皮下組織にまで落ち込んで形成されたもので、表面の角化した単層上皮（毛小皮）と、内部の皮質（メラニン顆粒を持つ）及び髄質（空気を含む）から構成されています。

　爪は表皮が高度に角質化した構造で、手足の指の末節の保護に働きます。一般に爪と呼ばれている部分を爪体といい、その深層にある部分を爪床といいます。

キーワード

基底層
表皮細胞の母細胞のほか、メラニン色素を生成するメラノサイトがある。

有棘層
免疫に働くランゲルハンス細胞がある。

皮膚腺
皮膚は腺を備えている。主なものは汗腺（汗を分泌）、脂腺（油脂を分泌）で、女性の乳房には乳腺がある。

毛
全体的な区分は、皮膚の上に出ている部分を毛幹、皮膚に埋まっている部分を毛根と呼ぶ。毛根は表皮性毛包と結合組織性毛包で包まれ、下端の膨らみ（毛球）では結合組織が入り込んで毛乳頭を形成している。毛はここで形成される。

メモ

指先の触覚にも関与
爪は指先の保護だけでなく、触覚にも関与している。爪板は角質層で、表面から見える爪体と皮膚に隠れている爪根に区分される。深部にある爪床は表皮の胚芽層に当たり、爪母基と呼ばれる部分で爪が生成される。

皮膚の構造

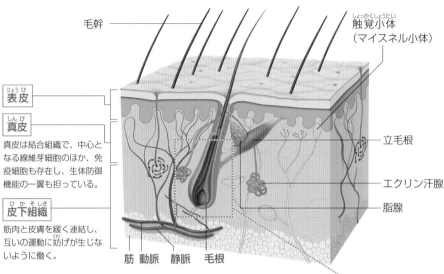

毛幹

触覚小体
（マイスネル小体）

表皮（ひょうひ）

真皮（しんび）

真皮は結合組織で、中心と
なる線維芽細胞のほか、免
疫細胞も存在し、生体防御
機能の一翼も担っている。

立毛根

エクリン汗腺

脂腺

皮下組織（ひかそしき）

筋肉と皮膚を緩く連結し、
互いの運動に妨げが生じな
いように働く。

筋　動脈　静脈　毛根

表皮の区分

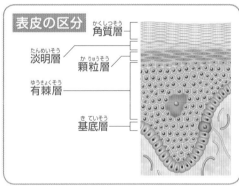

角質層（かくしつそう）

淡明層（たんめいそう）

顆粒層（かりゅうそう）

有棘層（ゆうきょくそう）

基底層（きていそう）

毛の構造

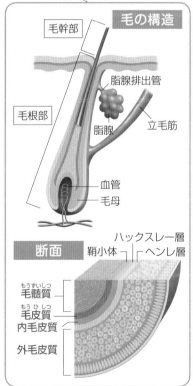

毛幹部

脂腺排出管

毛根部

脂腺

立毛筋

血管

毛母

爪の構造

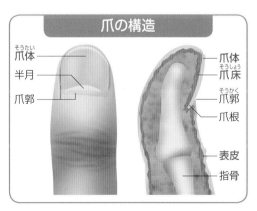

爪体（そうたい）

半月

爪郭

爪体

爪床（そうしょう）

爪郭（そうかく）

爪根

表皮

指骨

断面

ハックスレー層

鞘小体　ヘンレ層

毛髄質（もうずいしつ）

毛皮質（もうひしつ）

内毛皮質

外毛皮質

表在感覚

ポイント

●皮膚による感覚には、触圧覚、温冷覚、痛覚がある。

●感覚神経の線維は真皮や皮下組織に刺激の受容装置を形成している。

●皮膚感覚は同レベルが全身に帯状分布する（デルマトーム）。

全身の皮膚は広大な感覚器である

皮膚が担う重要な役割の筆頭は、圧力や温度など外部からの刺激を受容し神経と脳に伝達する**感覚器**としての機能です。感覚は大きく**体性感覚、特殊感覚**（感覚器官でのみ知覚する）、**内臓感覚**(体内で知覚する感覚)に分けられます。皮膚感覚は**表在感覚**ともいい、体性感覚に含まれます。

表在感覚は触圧覚（触れた）、温冷覚（熱い・冷たい）、痛覚（痛い）がありますが、刺激を伝える**感覚神経線維**は、真皮や皮下組織に"受容装置"を形成しており、**自由神経終末**（痛覚や触覚を受容する）、**メルケル小体**（触覚を受容する）、**マイスネル小体**（触覚を受容する）、**ファーテル・パチニ小体**（圧覚を受容する）があります。これらで受けた刺激情報は脊髄を経由して大脳に伝えられますが、刺激の種類や場所により、伝わり方が若干異なります。例えば、形状認識や感触などの**識別性精細触圧覚**の場合、上肢では脊髄後索の外側を通るのに対し、下肢は内側を経由します。

また、表在感覚のレベルは場所によって異なり、同レベルの感覚を全身にマッピングすると、帯状の分布図が描かれます。これは**皮膚分節**（デルマトーム）と呼ばれます。

キーワード

自由神経終末
髄鞘がなく、軸索で終わっている。痛覚や触覚を受容。毛包周辺に多く分布する。

メルケル小体
メルケル細胞の下面に神経線維が広がって形成されている。表皮や毛包に分布し、触覚を受容する。

マイスネル小体
手指などに広く分布する。神経線維と触覚細胞から成る。触覚を受容する。

ファーテル・パチニ小体
卵形をした圧覚受容装置。手指、関節、骨膜などに発達している。

COLUMN

意識される感覚とされない感覚

体性感覚に区分される感覚には、表在感覚のほか、筋肉や腱、骨膜などが受容する深部感覚（固有感覚）があります。さらに深部感覚には、筋肉痛のような自覚される感覚のほかに、筋肉収縮や腱緊張の感覚など、意識されないものもあります。これは刺激の信号が大脳へ送られないためです。内臓感覚にも、内臓の痛みや空腹感、吐き気、便意など意識される感覚と、体温や血圧、血中の酸素分圧など意識されない感覚があります。

皮膚分節（デルマトーム）

どの脊髄神経に支配されているかで、体表の感覚領域は帯状を示します。下肢は前面が腰神経に、後面が仙骨神経に支配されますが、これは四足歩行の名残といわれます。

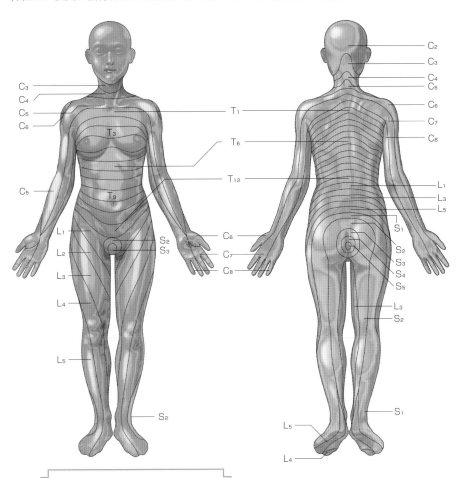

頸神経	8対	$C_1 \sim C_8$
胸神経	12対	$T_1 \sim T_{12}$
腰神経	5対	$L_1 \sim L_5$
仙骨神経	5対	$S_1 \sim S_5$
尾骨神経	1対	C_0

※ C_1 は皮膚への分布はほとんどなく、C_0（尾骨神経）
　も痕跡的なので支配領域は無視され、図にはない

⚠ ワンポイント

デルマトーム（皮膚分節）
体表上に帯状に描かれる、表在感覚のレベル別分布。各エリアがどの脊髄神経に支配されているかによって決まる。頸神経の$C_1 \sim C_8$、胸神経の$T_1 \sim T_{12}$、腰神経の$L_1 \sim L_5$、仙骨神経の$S_1 \sim S_5$、尾骨神経のC_0がある。

眼

●眼はカメラと同様の構造を持った、光刺激の感覚器である。

●水晶体によって網膜上に像が結ばれ、これを視細胞が感知する。

●視細胞には、明暗を知覚する杆体細胞と色を知覚する錐体細胞がある。

眼は精巧にできたカメラである

光の外部刺激を受容する眼は、カメラに例えられる構造を持った感覚器です。すなわち、レンズに当たる水晶体が、フィルムに相当する網膜の上に像を結び、それが視神経を通じて大脳に伝達され、視覚として認識される仕組みです。

構造を細かく見ていくと、眼球全体は強膜に包まれ、前面にある透明な角膜が水晶体を保護しています。角膜と水晶体の間は眼房水によって満たされ、ここにある虹彩の開閉によって、入射する光の量を調節しています。

水晶体は周囲を取り囲む毛様体によって脈絡膜と連結しています。毛様体は平滑筋を含む構造で、その伸縮で水晶体の厚さを変え、焦点距離を調節します。水晶体を通過した光は透明な硝子体を通過して網膜上に像を結びます。

網膜は光を電気信号に変えて脳に伝達する

網膜は10層から成り、内側から内境界膜、神経線維層、神経節細胞層、内網状層、内顆粒層、外網状層、外顆粒層、外境界膜、視細胞層、色素上皮層の順で重なっていますが、光刺激の信号は外層から内層へと伝達されます。つまり、色素上皮層に達すると2種類の視細胞、すなわち杆体細胞（明暗を知覚）と錐体細胞（色を知覚）が反応し、その信号が内顆粒層の双極細胞に伝わり神経節細胞（神経節細胞層にある）を経て、神経線維層の視神経線維に達します。網膜全体から延びてきた視神経線維は1カ所で収束し、視神経になって大脳へ至ります。なお、視神経線維の収束点は網膜で唯一視細胞がなく、光を知覚しません（盲点）。

試験に出る語句

杆体細胞と錐体細胞
光センサーの役割を担う細胞。明暗を知覚する杆体細胞は1億3000万個、色を知覚する錐体細胞が700万個ある。

キーワード

眼球壁
強膜、脈絡膜、網膜は、眼球壁の構成要素である。脈絡膜は血管が豊富で血管膜とも呼ばれる。網膜は神経膜ともいう。

眼房水
角膜と水晶体の間を満たす液体。毛様体で生成され、虹彩外縁にある静脈洞（シュルム管）から吸収される。

メモ

焦点距離の調整
毛様体を伸縮させ、水晶体の厚みを変えて焦点距離を調整する。厚くなれば近距離に、薄くなれば遠距離にピントが合う。

眼の構造

虹彩（こうさい）
水晶体前面にあるドーナツ状の膜で、光が通る穴を瞳孔という。光の通過量を調節する絞りとして働く（強膜と網膜の間にある脈絡膜（みゃくらくまく）に続いている）。

上結膜円蓋（じょうけつまくえんがい）

毛様体（もうようたい）
水晶体を囲む毛のような構造。毛様体小帯（チン小帯）で水晶体と脈絡膜を結ぶ。内部に平滑筋があり、水晶体の厚さ調節に働く。

視神経円板

上眼瞼挙筋（じょうがんけんきょきん）

上直筋（じょうちょくきん）

瞳孔（どうこう）

角膜（かくまく）
眼の前面にある透明な膜。屈折率が高く、水晶体の補助レンズとしても働く。感覚神経が通っているため、強い刺激に対して思わず目を閉じる「角膜反射」が起きる。

視神経（ししんけい）

下直筋

硝子体（がらすたい）
眼球の内側を占める透明なゼリー状の構造。眼球の直径を一定に保ち、水晶体の正しい結像に働く。

網膜（もうまく）

強膜（白目）（きょうまく）

前眼房

眼輪筋（がんりんきん）

水晶体（すいしょうたい）

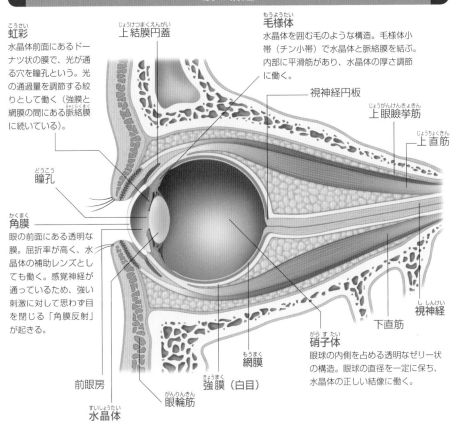

前眼部

角膜上皮

角膜

眼球結膜

強膜静脈洞（シュレム管）

強膜

虹彩

瞳孔括約筋

水晶体

毛様体小帯（チン小帯）

毛様体筋

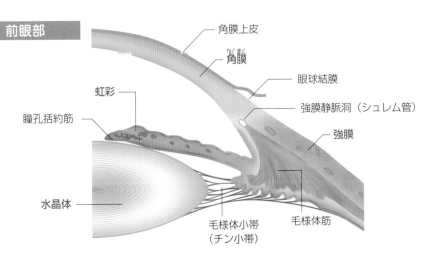

皮膚と
感覚器系

視覚経路

ポイント
- 視覚情報は３つのニューロンの連携で視覚中枢に伝達する。
- 視神経は視交叉を経て、外側膝状体、さらに１次視覚野へ至る。
- 視覚情報を認識するのは、信号が視覚連合野に送られてから。

見えているのが何であるかは最後に分かる

　視覚情報は３つのニューロンによって伝達されます。前節で述べた**双極細胞**が**１次ニューロン**、**神経節細胞**が**２次ニューロン**に相当します。すべての神経節細胞から延びる**視神経線維**は**視神経乳頭**に集まって結束し、**視神経**となって眼球を離れます。そして大脳の下垂体窩前方で左右の視神経は交差し（**視交叉**）、半分ずつ交わった後（視野の外側半分が、もう一方に交錯する）、**視索**となって中脳横にある**外側膝状体**に至ります。次に**視放線**となって後頭葉へ続き、**視覚中枢**である**１次視覚野**と呼ばれる領域に達します。

　この視放線が３次ニューロンですが、視野の下半分の情報を伝えるニューロンは１次視覚野の上部に至る一方で、視野上半分のニューロンは側頭葉の前部で**マイヤーのループ**と呼ばれる反転を形成した後、１次視覚野下部に達します。

　１次視覚野に情報が入った段階では、大脳は信号を受け取っただけで、いわば「スクリーンに映っている」に過ぎません。何が映っているか理解する（視覚情報を認識する）のは、**２次視覚野**から**連合野**へ送られてからです。

　なお、視索の一部は中脳へ通じ、**瞳孔反射**に関与します。

 キーワード

視交叉
大脳の下垂体窩前方にある視神経の交差部。左右の視神経のうち、それぞれの網膜内側半（視野の外側半）が、もう一方の神経束に交わる。

外側膝状体
中脳の両横に位置する、視覚情報の伝達中継点。視索を受け入れ、視放線を出す。

１次視覚野
視覚情報を受容する、大脳後頭葉の領域。視野の下半分の情報は上部（鳥距溝と呼ばれる溝より上）に達し、視野の上半分の情報は、マイヤーのループを経た後、下部（鳥距溝より下）に入る。

マイヤーのループ
側頭葉の前部に位置する、３次ニューロンの反転部。

瞳孔反射
眼に光を当てると瞳孔が縮小する反射。対光反射ともいう。

COLUMN

色覚異常とは何か

　網膜の錐体細胞にはＳ、Ｍ、Ｌの３種類があります。このいずれかが機能しない場合、特定の色の識別に困難をきたします。いわゆる色覚異常で、日本人では男性の約 4.5％、女性の約 0.17％が、赤と緑の区別が難しい場合がある先天性赤緑色覚異常とされます。かつては色盲、色弱と呼ばれ、進学や就労での差別がありましたが、近年はだいぶ改善されたようです。それでも「色が認識できない」などの誤解が、今なお一部に残るようです。

視覚情報は視野の左側と右側で担当する視神経が異なりますが、前方は両方で伝えられます。言い換えれば、左右の神経によって伝えられた情報は「前方」と認識されます。

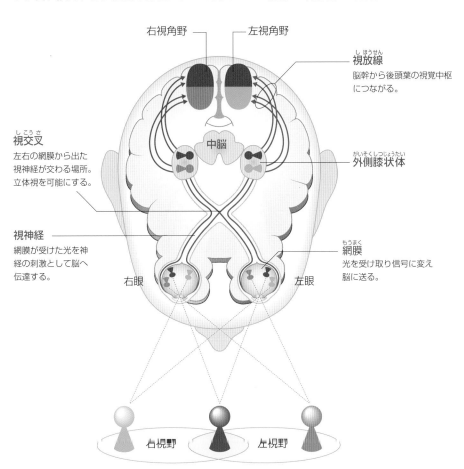

右視角野　**左視角野**

視放線
脳幹から後頭葉の視覚中枢につながる。

中脳

視交叉
左右の網膜から出た視神経が交わる場所。立体視を可能にする。

外側膝状体

視神経
網膜が受けた光を神経の刺激として脳へ伝達する。

網膜
光を受け取り信号に変え脳に送る。

右眼　　　　　　　左眼

右視野　　　　左視野

9 章

皮膚と感覚器系

Athletics Column

動体視力とスポーツ

　一般的な健康診断で検査される視力は、止まった物体の細部を識別する能力で、「静止視力」と言うべきものです。一方、運動する物体についての識別能力を「動体視力」といいます。前後の動きに対する「DVA 動体視力」と、左右の動きに対する「KVA 動体視力」に大別され、優秀なスポーツ選手は、それらの動体視力が優れていると言われます。例えば、プロ野球のイチロー選手は、0.1 秒間だけ表示された 7 桁の数字を判読したそうです。

眼瞼・涙腺・涙管

● 眼の付属器官を副眼器といい、眼瞼や涙器などがある。
● 眼瞼は前面を皮膚、内面を結膜が覆い、多くの腺がある。
● 涙は涙腺で生成され、涙小管から下鼻道へ向かって流れる。

まぶたは目玉を保護するカバーである

　眼本体に付属する構造を副眼器と呼びます。具体的には、眼瞼（まぶた）や涙器などを指し、眼球を周囲から保護しています。眼瞼は、眼球を前面から保護しています。上眼瞼（上まぶた）と下眼瞼（下まぶた）があり、その間の眼が露出する部分を眼瞼裂といいます。上・下眼瞼の外縁部（眼瞼裂に面した縁）には睫毛が生えています。

　眼瞼は外側を皮膚、内側を眼瞼結膜が覆っています。内部の構造は眼輪筋（眼瞼裂の閉鎖に働く）、瞼板筋（眼球の上下転の際に眼瞼を開く）、睫毛を動かす睫毛筋、膠原線維から成る瞼板などがあります。瞼板にあるマイボーム腺（瞼板腺）から分泌される油脂は、結膜や角膜の表面に膜を張って、涙の蒸発を防いでいます。このほか、睫毛に働く毛包脂腺（ツァイス腺）や睫毛腺（モル腺）などもあります。

涙は目頭から鼻に向かって流れる

　角膜の表面を覆うマイボーム腺の油膜は、涙（涙液）の薄層（約 7μm）に浮かんだ状態になっています。涙は眼球を保護するほか、角膜への栄養の供給やリゾチーム（抗細菌酵素）による殺菌も行ないます。生成されるのは眼球の上外側にある涙腺で、眼球を潤した後、目頭（内眼角）に開いている涙点から涙小管に流れ込み、涙嚢、鼻涙管を経て下鼻道へ至ります。この経路を涙路といい、生成される涙（1日約1mℓ）の大半はこのルートを通りますが、ほとんどは下鼻道に至る前に蒸発します。ただし、泣いたときなど涙量が多い場合は鼻腔まで達し、鼻水となります。

副眼器
眼球に付属する器官で、眼瞼や涙器のほか、眼球を動かす外眼筋（眼筋）がある。外眼筋は内側直筋、外側直筋、上直筋、下直筋、上斜筋、下斜筋の6つがあり、それぞれが連携して眼球を動かす。

毛包脂腺
睫毛の毛球脇にある腺で、睫毛に油脂を与える。ここが化膿して炎症を起こすと、いわゆる「ものもらい」（外麦粒腫）になる。

涙（涙液）
人体で最も清浄な分泌液。眼球の保護と栄養供給、殺菌に働く基礎分泌の涙液のほか、反射性の涙液（目にゴミが入ったときなどに分泌される涙）、情動性の涙液（泣いたときなどに分泌される涙）がある。

眼と副眼器

涙腺から分泌された涙（涙液）は、眼球を潤した後、涙小管から鼻涙管へ流れ込みます。
鼻涙管は鼻まで通じているため、大泣きして多くの涙を流すと、鼻水も多く出ます。

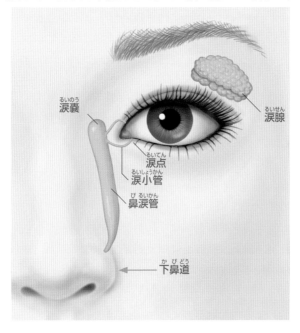

涙嚢（るいのう）
涙腺（るいせん）
涙点（るいてん）
涙小管（るいしょうかん）
鼻涙管（びるいかん）
下鼻道（かびどう）

眼瞼 ／ 反転した下眼瞼

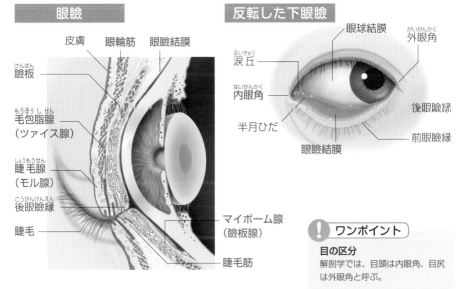

皮膚　眼輪筋　眼瞼結膜
瞼板（けんばん）
毛包脂腺（もうほうしせん）（ツァイス腺）
睫毛腺（しょうもうせん）（モル腺）
後眼瞼縁（こうがんけんえん）
睫毛
マイボーム腺（瞼板腺）
睫毛筋

眼球結膜
外眼角（がいがんかく）
涙丘（るいきゅう）
内眼角（ないがんかく）
半月ひだ
後眼瞼縁
前眼瞼縁
眼瞼結膜

ワンポイント

目の区分
解剖学では、目頭は内眼角、目尻は外眼角と呼ぶ。

9章 皮膚と感覚器系

耳①

ポイント
●耳は外耳、中耳、内耳に大きく区分される。
●外耳道を通った音は鼓膜を振動させ、その動きが耳小骨に伝わる。
●耳小骨の動きは蝸牛でリンパの波動になり、聴神経への刺激となる。

音は最終的にリンパの波動に変換される

　音の外部刺激を受容する感覚器が耳で、構造的には大きく外耳、中耳、内耳に区分されます。外耳は鼓膜までの部分で、耳介と外耳道から成り、音の振動を鼓膜に伝える役割を果たしています。耳介は本来集音に働く器官ですが、ヒトではこれを動かす筋肉（耳介筋）が退化しているため、集音性能はほかの動物に比べて劣っています。

　外耳道を通った音は鼓膜を振動させ、耳小骨を介して蝸牛に伝わります。耳小骨は３つの小骨（ツチ骨、キヌタ骨、アブミ骨）が可動結合した構造で、鼓膜の振動が"てこ"の原理で骨を動かし、蝸牛に圧力を与えます。この信号が大脳に伝わり「音」として認識されます。耳小骨がある場所は広い空間（鼓室）で、咽頭との間を結ぶ耳管が延びています。中耳は、鼓膜、鼓室、耳管をまとめた総称です。

　カタツムリに似た形状をした蝸牛は、内部が前庭階、蝸牛管、鼓室階の３つに分かれ、いずれもリンパで満たされています。耳小骨の振動は、前庭階に伝えられてリンパに波動を起こします。それが蝸牛管のラセン器（コルチ器）を刺激し、その信号が聴神経を通して大脳へ送られます。

 キーワード

耳管
ユースタキ管ともいう。鼓室と咽頭の連絡路で、咽頭側の開口を開閉することで、鼓室内の気圧と外気圧の平衡に働く。

蝸牛
アブミ骨の振動を受けるうずまき形の器官で、内部はリンパに満たされた前庭階、蝸牛管、鼓室階に分かれている。蝸牛管には、リンパの波動を受容するラセン器（コルチ器）が備わっている。

ラセン器（コルチ器）
蝸牛管のリンパの動きを捉える器官で、聴覚細胞である内有毛細胞（１万5000〜１万6000個）と外有毛細胞（約１万2000個）が並ぶ。

COLUMN　　　ツチ、キヌタ、アブミとは何のこと？

　キヌタ骨、アブミ骨の名は、すべて道具に由来しています。ツチは物をたたく道具（木槌、金槌の「槌」）のことで、ツチ骨が鼓膜の振動に応じてキヌタ骨をたたくことからそう呼ばれています。キヌタ（砧）は、アイロンがない時代、洗濯物をたたいてしわを伸ばす際に用いた台のことで、これもキヌタ骨の役割を端的に表しています。アブミ（鐙）は乗馬で足を載せるのに用いる環状の馬具で、形状が似ていることからアブミ骨と呼ばれています。

耳の構造

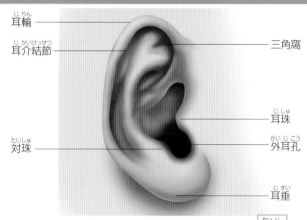

耳輪（じりん）

耳介結節（じかいけっせつ）

三角窩

耳珠（じしゅ）

対珠（たいしゅ）

外耳孔（がいじこう）

耳垂（じすい）

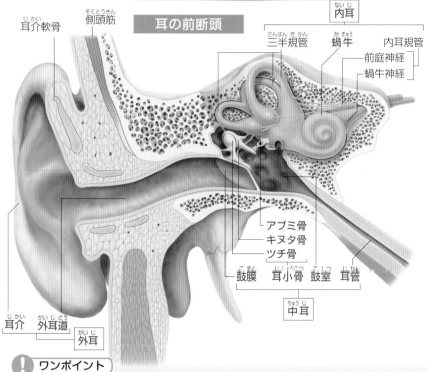

耳介軟骨（じかい）

側頭筋（そくとうきん）

耳の前断頭

内耳（ないじ）

三半規管（さんはんきかん）

蝸牛（かぎゅう）

内耳規管

前庭神経

蝸牛神経

アブミ骨

キヌタ骨

ツチ骨

鼓膜　耳小骨　鼓室　耳管

中耳（ちゅうじ）

耳介（じかい）　外耳道（がいじどう）

外耳（がいじ）

9章

皮膚と感覚器系

！ ワンポイント

耳小骨
ツチ骨、キヌタ骨、アブミ骨の3つの小さな骨が可動結合した構造。鼓膜の振動を蝸牛に伝える役割を担う。

鼓膜
厚さ約0.1mmの薄膜で、皮膚層、粘膜層、固有層の3層から成る。鼓室側に凸になった形状を成す。

外耳道
音の伝導管であるとともに、共鳴管としても機能する。ヒトが最も聞きやすい周波数とされる3400Hz前後の音でよく共鳴する。

耳②

●平衡感覚は内耳の三半規管と前庭で感知する。
●体の傾斜は前庭の平衡斑が感知する。
●体の回転や加速度は三半規管の膨大部稜が感知する。

耳は体のバランスを保つ水準器

耳は平衡感覚を感知する器官としても機能します。その役割を担っているのは、中耳のさらに奥（内耳）にあり、蝸牛と一体化している三半規管と前庭です（合わせて前庭半規管とも呼ぶ）。蝸牛同様、中を満たす内容物の動きを、回転や傾斜、加速度に伴う刺激として受容しています。

傾斜の感知は前庭が担当します。内部は卵形嚢と球形嚢に分かれ、平衡斑が傾斜度を感知します。平衡斑をつくる有毛細胞には平衡砂（耳石）と呼ばれる結晶が付いており、この動きが傾斜の刺激となって前庭神経に伝えられます。

三半規管は互いに直交した3つの管（前半規管、外側半規管、後半規管）から成り、それぞれの根元の膨らんだ部分（膨大部）にある膨大部稜が、体の回転や加速度を受けていることを感じ取ります（半規管内部のリンパの動きが、膨大部稜の有毛細胞を刺激し、前庭神経に伝達する）。

前庭神経の信号は3つの経路をたどります。第1は大脳に送られる経路で、体の変位を認識します。第2は小脳に送られて骨格筋に働いて姿勢の保持に働き、第3は外眼筋を支配する脳神経核に送られ、眼球の位置を調節します。

キーワード

内耳
前庭半規管と蝸牛を合わせて内耳と呼ぶ。

三半規管
互いに直交（X軸、Y軸、Z軸）する半環状の管。膨大部で前庭に連絡する。内部はリンパで満たされ、その動きを膨大部稜が感知し、体の回転や加速度の知覚に働く。

前庭
三半規管と蝸牛に連なる器官で、平衡斑を内包する卵形嚢と球形嚢で構成される。平衡斑の有毛細胞は平衡砂を載せており、この動きによって傾斜を感知する。

COLUMN

乗り物酔いはなぜ起こる？

乗り物酔いは正式には「動揺病」「加速度病」といいます。速度や傾斜の急な変化が繰り返されることで視覚情報と平衡感覚に齟齬が生じ、三半規管や前庭が異常興奮して発症するとされます。自動車の発車・停車の反復や船の揺れで、三半規管内のリンパや前庭の平衡砂が常に揺れる状態になるため、停まっていても動いているように感じ、混乱するわけです。ただ、心理状態に左右される部分も大きく、大半の人は慣れれば治まります。

蝸牛・前庭・半規管の構造

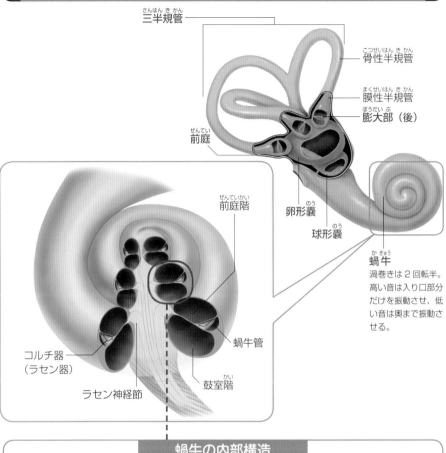

三半規管（さんはんきかん）

骨性半規管（こつせいはんきかん）

膜性半規管（まくせいはんきかん）

膨大部（後）（ぼうだいぶ）

前庭（ぜんてい）

前庭階（ぜんていかい）

卵形囊（のう）

球形囊（のう）

蝸牛（かぎゅう）

渦巻きは2回転半。高い音は入り口部分だけを振動させ、低い音は奥まで振動させる。

蝸牛管

コルチ器（ラセン器）

ラセン神経節

鼓室階（かい）

蝸牛の内部構造

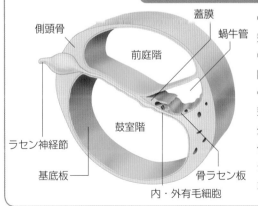

側頭骨

蓋膜

前庭階

蝸牛管

ラセン神経節

鼓室階

基底板

骨ラセン板

内・外有毛細胞

蝸牛内部は前庭階，蝸牛管（蝸牛路），鼓室階の3層から成り、それぞれの中はリンパで満たされている（前庭階と鼓室階のリンパを外リンパ、蝸牛管のリンパを内リンパと呼ぶ）。
鼓膜の振動は耳小骨を経て前庭階の外リンパに波動を起こし、鼓室階に伝えられる。この波を蝸牛管のコルチ器（ラセン器）の内・外有毛細胞が感知し、信号を脳へ伝える。

聴覚経路

ポイント

●蝸牛内のリンパの動きはコルチ器の聴細胞で電気信号に変換される。
●聴覚信号は4つのニューロンの連携により一次聴覚野に伝達される。
●聴覚路のニューロンは伝達する音の周波数（高さ）の順に並んでいる。

聴覚信号は4つのニューロンの連携で伝わる

前述した通り、鼓膜の振動は内耳（ないじ）の蝸牛（かぎゅう）で聴覚信号に変換されます。前庭階（ぜんていかい）のリンパがアブミ骨からの振動を受けて波動し、蝸牛管の基底膜(ラセン膜)を通してコルチ器(ラセン器)の聴細胞を刺激します。聴細胞は場所によって感知する振動数（周波数）が異なり、中耳の近くは高い音に、蝸牛の奥ほど低い音に反応するようになっています。

聴細胞は刺激を受けて電気信号を発し、聴神経(蝸牛神経)によって延髄経由で大脳の聴覚中枢に伝達されますが、その経路（聴覚路）は原則として4つのニューロンによって構成されています。1次ニューロンはラセン神経節にある双極性神経細胞で、中枢側の突起が聴神経として橋（きょう）の蝸牛神経核まで延びています。蝸牛神経核からは2次ニューロンが出て一部交叉し、中脳の下丘（かきゅう）に至ります。ここから内側膝状体（そくしつじょうたい）までは3次ニューロンがつなぎ、さらに4次ニューロンによって側頭葉横側頭回の一次聴覚野（いちじちょうかくや）に達します。

聴覚路のニューロンは伝達する周波数（音の高さ）の順に配列しているのが特徴で、視覚野では内側から外側に向かって、高音から低音を知覚する細胞が並んでいます。

キーワード

内耳
蝸牛と前庭、三半規管から成り、骨の空間（骨迷路）の中に袋状の膜迷路が収まった構造を成している。3つの器官は内部で連絡しており、リンパが行き来する。膜迷路の中を満たすリンパを内リンパ、外（骨迷路の中）を満たすリンパを外リンパと呼ぶ。

メモ

聴覚を司る聴覚野
聴覚野は大脳の側頭葉、横側頭回にある聴覚を司る領域で、同心円状に1次（内）、2次（中）から3次（外）に区分される。音の知覚は1次が担う。2次と3次は音楽的要素（リズムやメロディなど）の認識に関与するといわれる。

COLUMN

難聴だったベートーベンとエジソン

ベートーベンは聴覚障害の作曲家として有名です。若いときから難聴になり、最晩年には全く聞こえなかったといいます。原因は、有名な鉛中毒説ほか諸説ありますが、特定されていません。また、発明家のエジソンも難聴だったことで有名です。少年時代、列車内でボヤを起こして車掌に耳を殴られた話、あるいは列車に乗り遅れそうになったとき、車掌に両耳で引っ張り上げられた話が伝わっていますが、これらも定かではありません。

音が聞こえる仕組み

音の振動が蝸牛に至るまでを「伝音系」、蝸牛から聴覚路を通じて聴覚中枢に至るまでを「感音系」と区分します。

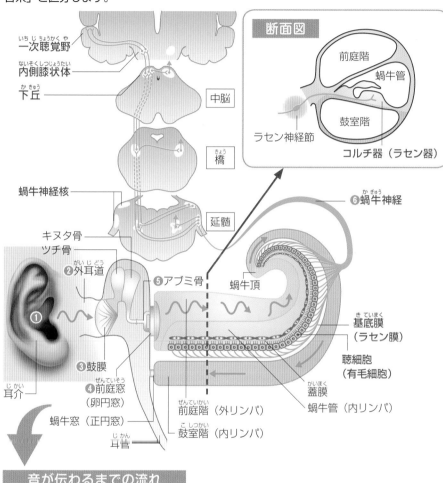

断面図

前庭階
蝸牛管
鼓室階
ラセン神経節
コルチ器（ラセン器）

一次聴覚野
内側膝状体
下丘
中脳
橋
延髄
蝸牛神経核
❻蝸牛神経
キヌタ骨
ツチ骨
❷外耳道
❺アブミ骨
蝸牛頂
①
❸鼓膜
耳介
❹前庭窓（卵円窓）
蝸牛窓（正円窓）
前庭階（外リンパ）
鼓室階（内リンパ）
耳管
基底膜（ラセン膜）
聴細胞（有毛細胞）
蓋膜
蝸牛管（内リンパ）

音が伝わるまでの流れ

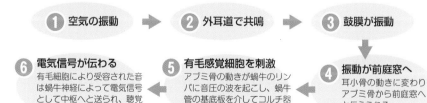

❶ 空気の振動 ➡ **❷ 外耳道で共鳴** ➡ **❸ 鼓膜が振動**

❻ 電気信号が伝わる
有毛細胞により受容された音は蝸牛神経によって電気信号として中枢へと送られ、聴覚野に至り音として感受される

❺ 有毛感覚細胞を刺激
アブミ骨の動きが蝸牛のリンパに音圧の波を起こし、蝸牛管の基底板を介してコルチ器の有毛感覚細胞を刺激する

❹ 振動が前庭窓へ
耳小骨の動きに変わりアブミ骨から前庭窓へと伝えられる

皮膚と感覚器系

鼻

ポイント

●鼻は呼吸器系器官としての機能と、感覚器としての機能を併せ持つ。

●においの刺激は、鼻腔の天井にある嗅部という領域で感知される。

●嗅細胞はにおいの受容体であると同時に1次ニューロンでもある。

鼻は意外と多機能な器官

鼻は上気道の一翼を担う呼吸器系の器官であると同時に、においの感知に関与する感覚器でもあります。構造は比較的単純で、体の外に対しては外鼻孔（鼻の穴）が開き、鼻前庭を経て広い鼻腔へ連なった後、後鼻孔から咽頭に連絡しています。鼻前底の内面は皮膚（重層扁平上皮）なので毛（鼻毛）があり、吸気中のほこりなどの除去に働きます。

鼻腔の内壁は粘膜で鼻毛はありません。しかし、多列線毛上皮から成るため微細な線毛に覆われ、その運動で異物を外へ排除します。構造的には鼻中隔で左右に分けられ、外側寄りは内壁に見られる3つの突起（上・中・下鼻甲介）を境に上・中・下鼻道に区分されますが、鼻中隔寄りは天井から底までひと続きになっています（総鼻道）。すべての鼻道は後方で合流して鼻咽道となり、咽頭へと続きます。

においの情報は脳へ直接伝えられる

鼻腔粘膜は毛細血管が豊富で、吸気を短時間で加温・加湿（37℃・100%）する一方、出血したり（鼻血）、鬱血による浮腫（鼻づまり）が生じたりしやすくなっています。

においは総鼻道後方の天井部にある嗅部で感知されます。この領域を形成する嗅上皮は嗅細胞を内包し、におい刺激を受容するとともに、大脳へ嗅覚の信号を伝える1次ニューロンとして働きます。嗅細胞は線毛を持ち、粘膜表面の粘液層に露出しています。これが吸気とともに進入したにおい物質を捉えると嗅細胞に電気信号が発生し、嗅覚中枢（側頭葉内側部）に直接伝達されます（視床を経由しない）。

キーワード

鼻腔
鼻の本来的機能を発揮する領域なので、特に固有鼻腔と呼ぶこともある。

嗅部
鼻腔の総鼻道後方天井にある切手1枚ほどの領域。ここの粘膜上皮は特に嗅上皮と呼ばれ、内部に約500万個の嗅細胞を備える。

メモ

嗅覚中枢
においを知覚する領域は、大脳の側頭葉内側部にある。ほかの刺激の信号は視床を経由して伝えられるが、においの信号はここに直接伝達される。また、嗅覚中枢は前頭葉や海馬、視床などと連絡し、においの識別や記憶に密接に関連する。ヒトは約1万種類のにおいをかぎ分けられる。

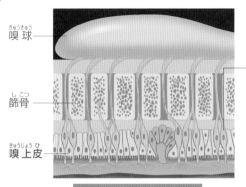

きゅうきゅう
嗅球

しこつ
篩骨

きゅうじょうひ
嗅上皮

嗅覚受容体

嗅細胞

鼻からの吸気は、鼻腔の天井に当たるようになっています。天井にある切手1枚ほどのスペースが嗅部で、約500万個の嗅細胞が密集した粘膜上皮（嗅上皮）で覆われています。ここでにおい物質の刺激が受容されます。嗅細胞は双極性ニューロンで、鼻腔の反対側の突起は篩骨（しこつ）を貫き、頭蓋腔内にある嗅球に延びています。ここで2次ニューロンに接続され、刺激信号は側頭葉内側部の1次嗅覚中枢へ送られます。情報はさらに大脳皮質や視床下部などに伝達され、何のにおいか判断されるとともに、記憶や感情に関連した反応や認知の喚起にもかかわります。

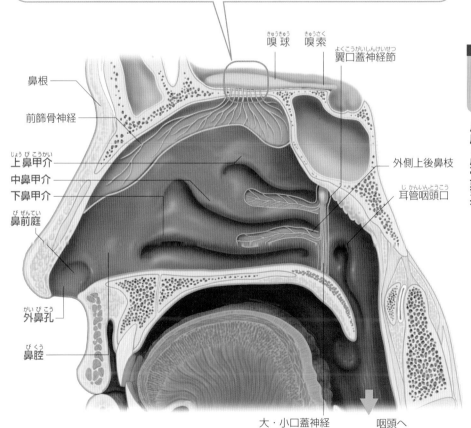

きゅうきゅう
嗅球

きゅうさく
嗅索

よくこうがいしんけいせつ
翼口蓋神経節

鼻根

前篩骨神経

じょうびこうかい
上鼻甲介

中鼻甲介

下鼻甲介

びぜんてい
鼻前庭

がいびこう
外鼻孔

びくう
鼻腔

外側上後鼻枝

じかんいんとうこう
耳管咽頭口

大・小口蓋神経

咽頭へ

舌

●味覚は味蕾で感知される。

●味蕾は舌に多く分布するが、口腔粘膜にも存在する。

●味覚信号の脳への伝達経路は、舌の前方と後方で異なる。

うまい、まずいは口全体で感じている

舌は味覚の感覚器です。味覚は主に甘味、苦味、塩味、酸味、旨味がありますが、これらは刺激を与える**味刺激物質**によって決まります。味刺激物質の受容器が**味蕾**で、舌上に約5000個分布しています。また舌だけでなく、口腔粘膜にも存在します（約2500個）。主体は**味細胞**（**味覚受容細胞**）で、支持細胞や基底細胞などとともに"つぼみ状"の構造を形成しています。本体は粘膜の内部に埋まり、表面に開いた**味孔**によって口腔内に露出しています。

味細胞には指状の突起があり、口腔内の味刺激物質を受容します。刺激は味細胞と連絡している**味覚神経細胞（1次ニューロン）**を経て延髄の**孤束核**という領域に伝達されますが、そこまでの経路は味蕾がある舌の領域によって異なります。**舌体**（舌の前方3分の2）からの1次ニューロンは顔面神経を通るのに対し、**舌根**（後方3分の1）と咽頭からのそれは舌咽神経、喉頭蓋付近からのそれは迷走神経を通ります。孤束核からは2次ニューロンが視床に向かって延び、さらに3次ニューロンで頭頂弁蓋部付近（43野）にある**大脳皮質味覚中枢**に伝達され、味として認識されます。

試験に出る語句

味蕾
味細胞をはじめ複数種の細胞の集まった構造で、味覚の感知器として働く。本体は粘膜内部に埋まっているが、味孔によって口腔内とつながっている。舌体の表面に多いが、口腔粘膜にも分布する。

キーワード

舌
前3分の2の舌体と後ろ3分の1の舌根に区分される。舌体には多数の乳頭類が見られる（糸状乳頭、茸状乳頭、葉状乳頭、有郭乳頭）。また舌根には舌小体（舌扁桃）がある。味覚の感知器としての機能だけでなく、その運動が咀嚼や嚥下、発声にも大きくかかわる。

味細胞
味蕾の主体細胞で指状の突起を有し、これが口腔内の水分に溶けた味刺激物質を感知する。

COLUMN
「味覚分布」は大間違い

近年まで「感じられる味覚は舌の領域によって異なる」という「味覚分布」（例：舌の先は甘味、奥は苦味を感じる）が信じられてきました。しかし、現在は完全な誤りと判明しています（領域にかかわらず、味覚感度に違いはない）。味覚分布説は20世紀初頭にドイツで唱えられて広まり、専門書にも何の疑いもなく図解入りで掲載されてきました。簡単に検証できることであるにもかかわらず、なぜ100年も正されなかったのか、全くの謎です。

舌の構造

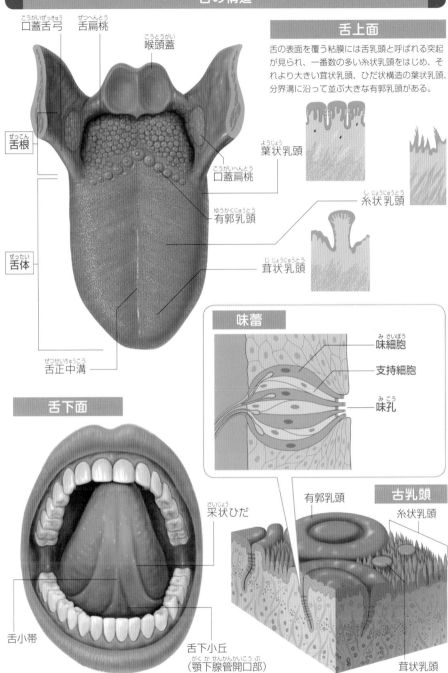

こうがいぜっきゅう
口蓋舌弓
ぜつへんとう
舌扁桃
こうとうがい
喉頭蓋
ぜっこん
舌根
ぜったい
舌体
ようじょう
葉状乳頭
こうがいへんとう
口蓋扁桃
ゆうかくにゅうとう
有郭乳頭
し じょうにゅうとう
糸状乳頭
じ じょうにゅうとう
茸状乳頭
ぜつせいちゅうこう
舌正中溝

舌上面

舌の表面を覆う粘膜には舌乳頭と呼ばれる突起が見られ、一番数の多い糸状乳頭をはじめ、それより大きい茸状乳頭、ひだ状構造の葉状乳頭、分界溝に沿って並ぶ大きな有郭乳頭がある。

味蕾

み さいぼう
味細胞
支持細胞
み こう
味孔

有郭乳頭

舌乳頭

糸状乳頭
茸状乳頭

舌下面

さいじょう
采状ひだ
舌小帯
舌下小丘
がく か せんかんかいこう ぶ
(顎下腺管開口部)

行政解剖と司法解剖

　道端に人が倒れて死んでいたとします。なぜ、こんな所で死んでいるのか、その原因を明らかにしなければなりません。そこで、自治体の責任で死体の解剖が行なわれます。これを「行政解剖」といい、原則的には、都道府県知事が任命した監察医が執刀することになっています。ただし、現在監察医が置かれているのは東京都と大阪市、名古屋市、横浜市、神戸市だけです。それ以外では、地元の大学の法医学教室に依頼されることが多いようですが、監察医による解剖が、法律上、遺族の承諾を必要としない場合があるのに対し、それ以外では遺族の承諾が必須のため、解剖の実施までに時間がかかることがあります。

　倒れていた死体に刺し傷があったら、死因に「事件性」があることは間違いないでしょう。この場合、警察や検察の指示で「司法解剖」が行なわれます（行政解剖の途中で事件性が認められた場合は、司法解剖への変更手続きがとられます）。執刀するのは地元大学の法医学者などで、裁判所の許可があれば遺族の承諾を必要としませんが、実際にはほとんど、承諾を得たうえで行なわれています。

　行政解剖も司法解剖も、執行の範囲や手順については「死体解剖保存法」で規定されています。また、行政解剖は「食品衛生法」や「検疫法」、司法解剖は「刑事訴訟法」によっても規定されています。

10章

内分泌系

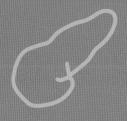

内分泌系の概要
下垂体
甲状腺と上皮小体
副腎
膵臓とランゲルハンス島

内分泌系の概要

ポイント
- ●内分泌腺は体の機能を調整するホルモンを血液中に分泌する。
- ●視床下部と下垂体は、内分泌系の中枢である。
- ●内分泌系は自律神経系と協力してホメオスタシスを維持する。

視床下部と下垂体が内分泌系の中枢

　内分泌腺とは、ホルモンを分泌する器官のことです。ホルモンはそれを分泌する細胞から直接血液に入り、血液に乗って標的器官まで送られます。多くの場合、内分泌腺と標的となる器官は離れた場所にあり、あるホルモンは決まった臓器や細胞にしか作用しないのが内分泌系の特徴です。内分泌系は、自律神経系と協力して、体のホメオスタシス（恒常性）を維持しています。

　主な内分泌腺には右図のようなものがあります。脳の視床下部とその下にぶらさがっている下垂体は、ほかの内分泌腺を刺激するホルモンを分泌しており、内分泌系の中枢となっています。

　のどにある甲状腺は全身の代謝や血中カルシウムの調整にかかわるホルモンを分泌しています。甲状腺の裏側には上皮小体という小さい内分泌腺がついており、これも血中カルシウムの調整に関与しています。

　腎臓の上に載っている副腎は、糖質の代謝や体液量の調整にかかわる副腎皮質ホルモンと、交感神経と同じような作用を持つ副腎髄質ホルモンを分泌しています。

　膵臓は、強力な消化液である膵液を分泌する外分泌器官でありながら、血糖値を調整するホルモンを分泌する内分泌腺でもあります。

　女性の卵巣と男性の精巣は性ホルモンを分泌しています。いずれも性機能の成熟や妊娠にかかわります。

　ほかに、間脳の後方にある松果体、胃や小腸、心臓などからもホルモンが分泌されています。

試験に出る語句

内分泌
細胞が分泌するホルモンが、血中に直接入って標的器官に送られること。これに対して外分泌とは、消化液や涙などが導管によって分泌されることである。

キーワード

標的器官
ホルモンが作用する臓器や器官、細胞のこと。あるホルモンはそれが標的とする細胞にしか作用しない。

ホメオスタシス
恒常性ともいう。体の機能や体内の環境を一定に保とうとする働きやその状態のこと。内分泌系と自律神経系はホメオスタシスの維持に特に重要な役割を果たす。

メモ

ホルモンの作用
ホルモンはごく微量で作用する。血中濃度はとても低く、ナノグラム／mℓ、ピコグラム／mℓといった単位である。

ホルモン産生器官

内分泌腺から直接分泌されたホルモンの多くは、血液循環によって、特定の器官に運ばれて、その作用を発揮します。

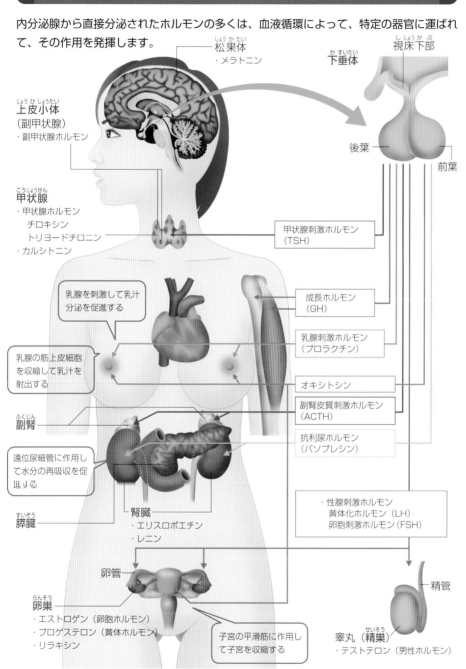

松果体
・メラトニン

視床下部

下垂体

後葉

前葉

上皮小体
（副甲状腺）
・副甲状腺ホルモン

甲状腺
・甲状腺ホルモン
　チロキシン
　トリヨードチロニン
・カルシトニン

甲状腺刺激ホルモン
（TSH）

乳腺を刺激して乳汁
分泌を促進する

成長ホルモン
（GH）

乳腺刺激ホルモン
（プロラクチン）

乳腺の筋上皮細胞
を収縮して乳汁を
射出する

オキシトシン

副腎皮質刺激ホルモン
（ACTH）

副腎

抗利尿ホルモン
（バソプレシン）

遠位尿細管に作用し
て水分の再吸収を促
進する

腎臓
・エリスロポエチン
・レニン

膵臓

・性腺刺激ホルモン
　黄体化ホルモン（LH）
　卵胞刺激ホルモン（FSH）

卵管

卵巣
・エストロゲン（卵胞ホルモン）
・プロゲステロン（黄体ホルモン）
・リラキシン

子宮の平滑筋に作用し
て子宮を収縮する

精管

睾丸（精巣）
・テストステロン（男性ホルモン）

10
章

内分泌系

221

下垂体

● 下垂体は視床下部とともに内分泌器官の中枢として働く。
● 下垂体前葉には下垂体門脈系と呼ばれる血管がある。
● 下垂体後葉は、視床下部でつくられたホルモンを放出する。

下垂体の前葉と後葉では組織が違う

下垂体は小指の先ほどの大きさで、視床下部の漏斗にぶら下がり、頭蓋骨のトルコ鞍というくぼみに収まっています。下垂体は主に前葉と後葉に分けられます。前葉と後葉は発生学的に全く違う組織でできています。視床下部の漏斗の部分と下垂体後葉は、胎生期に間脳の部分を元に形成された部分で、神経性下垂体と呼ばれます。それに対して下垂体前葉は腺組織でできていることから腺性下垂体と呼ばれ、これが胎生期に漏斗と後葉に巻きつくようにして1つの下垂体になったのです。

下垂体前葉にはホルモンを分泌する細胞が詰まっており、成長ホルモンのほか、甲状腺や副腎皮質、性腺などを刺激するホルモンを分泌しています。下垂体は、視床下部とともにほかの内分泌腺を調整する中枢としての働きを持っています。

下垂体前葉には下垂体門脈系と呼ばれる特殊な構造の血管があります。上方から入った上下垂体動脈は漏斗の部分で毛細血管網をつくり、一度静脈に合流した後、前葉でもう一度毛細血管網をつくります。このように、一度静脈になった血管が再度毛細血管網をつくる構造を門脈といいます。下垂体前葉で分泌されたホルモンは、前葉の毛細血管の中に入り、全身に送り出されます。

下垂体後葉にはホルモンを分泌する細胞はありません。下垂体後葉には、視床下部の神経核でつくられたホルモンがニューロンによって送り込まれており、それが後葉ホルモンとして分泌されています

下垂体前葉
腺性下垂体とも呼ばれる。成長ホルモンやプロラクチン、甲状腺、副腎、性腺などを刺激するホルモンを分泌する。下垂体門脈系の構造を持つ。

下垂体後葉
視床下部の神経核でつくられたホルモンを受け取り、放出する。後葉ホルモンにはバソプレシン（抗利尿ホルモン）、オキシトシンがある。

下垂体門脈系
下垂体前葉にある特殊な血管の構造。一度静脈になった血管が再度毛細血管網をつくる。門脈の構造はほかに肝臓にも見られる。

視床下部の役割
視床下部にはたくさんの神経核があり、そのいくつかは下垂体を刺激するホルモンを分泌し、別のいくつかはつくったホルモンを神経線維を介して下垂体に送り込んでいる（神経分泌）。視床下部は内分泌系の中枢である。

視床下部・下垂体の構造

下垂体は直径約1㎝、重さは約0.6gの器官です。内分泌系の中枢的な役割を担っています。

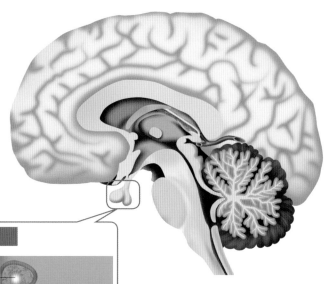

下垂体系

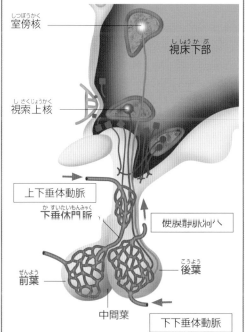

室傍核
しつぼうかく

視床下部
ししょうか ぶ

視索上核
し さくじょうかく

上下垂体動脈

下垂体門脈
か すいたいもんみゃく

硬膜静脈洞へ

前葉
ぜんよう

後葉
こうよう

中間葉

下下垂体動脈

視床下部の核群

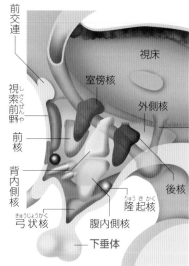

前交連

視床

室傍核

外側核

乳頭視床路
にゅうとう ししょうろ

視索前野
し さくぜんや

前核

背内側核
はいないそくかく

隆起核
りゅう き かく

弓状核
きゅうじょうかく

腹内側核

後核

下垂体

内分泌系 # 甲状腺と上皮小体

> ●甲状腺はのどの前面にあり、甲状軟骨下部に巻きついている。
> ●甲状腺は濾胞と呼ばれる袋の集まりである。
> ●上皮小体は副甲状腺とも呼ばれ、甲状腺の裏に張り付いている。

のどに巻きつく甲状腺

甲状腺はのどの前面にあり、甲状軟骨の下部を取り巻くように位置しています。15g程度の内分泌腺で、男性の方がやや大きくなっています。

中央の細くなっている部分を峡部、左右に羽のように広がる部分を右葉・左葉といいます。峡部の上に細く伸びている部分は錐体葉といいます。

甲状腺が分泌する甲状腺ホルモンはヨウ素を含むホルモンで、代謝を向上させる働きがあります。甲状腺ホルモンは特定の臓器に作用するのではなく、全身のほとんどの組織が標的器官です。甲状腺の機能が亢進するバセドウ病などでは、全身の代謝が激しくなり、安静にしていても全速力で走っているような状態になります。また甲状腺が腫大するため、のどの部分が腫れます。

甲状腺には、甲状腺ホルモンを分泌する細胞とは違う細胞も散在しており、そこからは血中カルシウム濃度を下げるカルシトニンが分泌されています。

甲状腺の裏に張り付く上皮小体

甲状腺の裏側に4個張り付いているのが上皮小体です。副甲状腺とも呼ばれ、甲状腺の補助組織のようですが、その働きは甲状腺とは直接関係ありません。大きさは米粒大または麦粒大で、重さは1個0.1g程度です。

上皮小体から分泌されるパラソルモンは、骨や腎臓、腸などに作用して、血中カルシウム濃度を上げる働きをしています。

 試験に出る語句

甲状腺
のどにある15g程度の内分泌腺で、甲状腺ホルモンとカルシトニンを分泌する。

上皮小体
甲状腺の裏に張り付いている4つの小さい内分泌腺で、副甲状腺ともいう。ただし、甲状腺とは機能的な関係はない。パラソルモンを分泌する。

 キーワード

甲状腺ホルモン
甲状腺ホルモンは濾胞(ろほう)と呼ばれる組織から分泌される。濾胞とは、1層の濾胞細胞でできた袋の中にコロイドが入ったものである。

カルシトニン
濾胞とは別の傍濾胞細胞(C細胞ともいう)から分泌される。

 メモ

甲状腺ホルモンとヨウ素
甲状腺ホルモンにはヨウ素が必要なため、甲状腺には血中から常にヨウ素が取り込まれている。

甲状腺と上皮小体の構造

甲状腺は内分泌器官としては最大で、蝶の形をしています。上皮小体は、甲状腺の左右両葉の裏側に付いている内分泌器官で、副甲状腺とも呼ばれます。

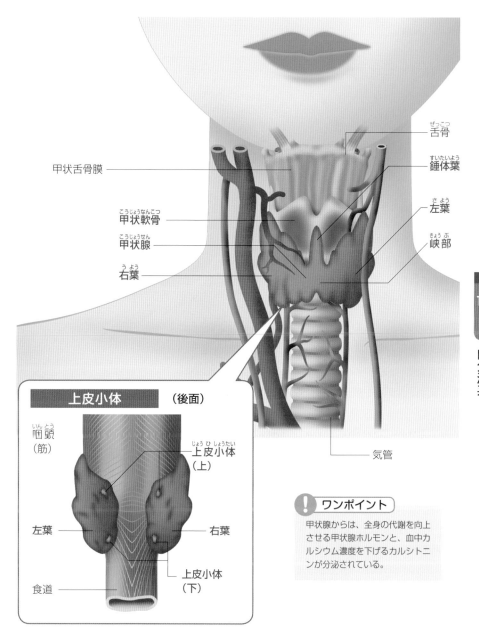

舌骨

錘体葉

甲状舌骨膜

左葉

甲状軟骨

峡部

甲状腺

右葉

気管

上皮小体　（後面）

咽頭（筋）

上皮小体（上）

左葉

右葉

上皮小体（下）

食道

ワンポイント

甲状腺からは、全身の代謝を向上させる甲状腺ホルモンと、血中カルシウム濃度を下げるカルシトニンが分泌されている。

副腎

ポイント
- 副腎は腎臓の上に載っているが、腎臓とは無関係である。
- 副腎皮質は球状帯、束状帯、網状帯に分けられる。
- 副腎髄質は交感神経の支配を受ける。

3層から成る皮質と中心部の髄質

副腎（ふくじん）は左右の腎臓の上に三角の帽子のように載っている、横の長さ5cm、重さ5～6gほどの内分泌腺です。名称から腎臓の補助装置のようですが、腎臓とは無関係です。

皮質（ひしつ）と**髄質**（ずいしつ）に分けられ、それぞれ発生学的にも機能的にも別の組織です。

皮質は副腎の80～90%を占めます。表側から順に**球状帯**（きゅうじょうたい）、**束状帯**（そくじょうたい）、**網状帯**（もうじょうたい）の3層に分けることができます。皮質からはステロイドホルモンが分泌されていますが、3つの層に含まれる酵素が違うため、それぞれ異なる構造と作用を持つホルモンをつくって分泌しています。

球状帯は表面の薄い層で、細胞が球状の塊をつくっているためこの名前がついています。この層からは尿細管での Na^+ の再吸収を促し、体液量を維持する**電解質コルチコイド**が分泌されています。

2つ目の層の束状帯は皮質のうち最も厚く、細胞が縦方向の柱状の構造をつくり、その間を毛細血管が走っています。この層からは血糖値を上げ、抗炎症作用や利尿作用を持つ**糖質コルチコイド**が分泌されています。

最も内側の層の網状帯は、不規則な形の細胞の塊が網状に交差した構造をしています。この層からは男性ホルモンの**アンドロゲン**が分泌されています。

副腎の中心部分を**髄質**といいます。髄質の細胞は、自律神経系の交感神経と**シナプス**をつくっており、交感神経の刺激を受けて**カテコールアミン**の**アドレナリン**や**ノルアドレナリン**を分泌します。

試験に出る語句

コルチコイド
コルチコステロイドともいう。副腎皮質から分泌されるステロイドホルモンの総称。

カテコールアミン
カテコラミンともいう。チロシンというアミノ酸からつくられる。カテコールアミンには、ノルアドレナリン、アドレナリン、ドーパミンなどがある。

キーワード

アンドロゲン
男性ホルモンである。副腎皮質の網状帯から分泌されるので、女性でも男性ホルモンが分泌されていることになる。

交感神経
体の機能を調整する自律神経系の1つで、体を興奮状態にする作用がある。

メモ

副腎髄質の細胞
副腎髄質の細胞は、いわば軸索を持たないニューロンである。交感神経の節前線維の刺激を受けるので、交感神経の節後線維のニューロンということができる。

副腎の構造

副腎は左右の腎臓の上にあり、皮質と髄質から成っています。

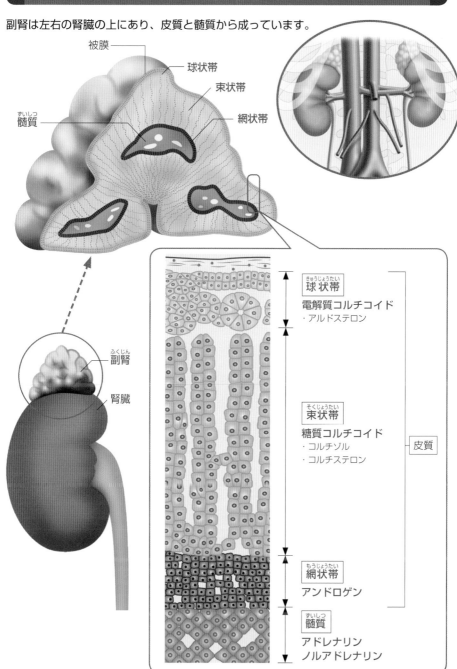

被膜

球状帯

束状帯

網状帯

髄質（ずいしつ）

副腎（ふくじん）

腎臓

球状帯（きゅうじょうたい）
電解質コルチコイド
・アルドステロン

束状帯（そくじょうたい）
糖質コルチコイド
・コルチゾル
・コルチステロン

網状帯（もうじょうたい）
アンドロゲン

髄質（ずいしつ）
アドレナリン
ノルアドレナリン

皮質

10 章

内分泌系

227

内分泌系 膵臓とランゲルハンス島

> **ポイント**
> ●膵臓は胃の裏側にあり、外分泌機能と内分泌機能を併せ持つ。
> ●腺房から分泌される膵液は膵管によって十二指腸に注ぐ。
> ●ランゲルハンス島から血糖値を調整するホルモンが分泌される。

膵臓は消化液もホルモンも分泌する

　膵臓（すいぞう）は胃の裏側にある細長い臓器です。左に細長く伸びる先端を膵尾（すいび）、右方で十二指腸（じゅうにしちょう）に抱えられるように位置するやや太い部分を膵頭、中央の部分を膵体といいます。長さは15cmほど、重さは約100gです。

　膵臓は、強力な消化液である膵液（すいえき）を分泌する外分泌器官であり、同時に血糖値を調整するホルモンを分泌する内分泌器官でもあります。

外分泌器官、内分泌器官としての膵臓の構造と働き

　膵臓の90％は腺房（せんぼう）という組織で占められています。腺房は膵液を分泌する腺房細胞が丸く集まったもので、細胞から分泌された膵液は中心部分の空間に分泌されます。膵液は導管（どうかん）を通り、徐々に合流する膵管によって集められ、主膵管から十二指腸に注ぎます。主膵管には胆嚢からの総胆管が合流しており、それらが十二指腸に開口するところを大十二指腸乳頭（にゅうとう）（ファーター乳頭）といいます。

　また、腺房の間には、ところどころにホルモンを分泌する細胞の塊のランゲルハンス島が見られます。ランゲルハンス島は特に膵体部や膵尾部に多く見られ、主にA（α）細胞とB（β）細胞から構成されています。

　A細胞は血糖値を上げるグルカゴンを、B細胞は血糖値を下げるインスリンを分泌しています。分泌されたホルモンは、ランゲルハンス島の周りを取り巻く毛細血管に入り、全身に送り出されます。

 試験に出る語句

大十二指腸乳頭（ファーター乳頭）
主膵管と胆嚢からの総胆管が合流し、十二指腸に注ぐ開口部。十二指腸に少し盛り上がるため乳頭という。

ランゲルハンス島
膵臓の中に点在する内分泌細胞の塊。A（α）細胞がグルカゴンを、B（β）細胞がインスリンを分泌する。

 キーワード

膵液
膵臓の腺房がつくって分泌する。糖質、たんぱく質、脂質を分解する消化酵素をすべて含む強力な消化液で、十二指腸に注いでいる。

主膵管
膵臓全体の腺房から膵液を集め、十二指腸に注ぐ管。これとは別に副膵管がある場合がある。

 メモ

ランゲルハンス島の細胞
ランゲルハンス島にはA（α）細胞、B（β）細胞のほかに、膵臓からの膵液やホルモンの分泌を調整するD（δ）細胞やPP細胞がある。

膵臓とランゲルハンス島の構造

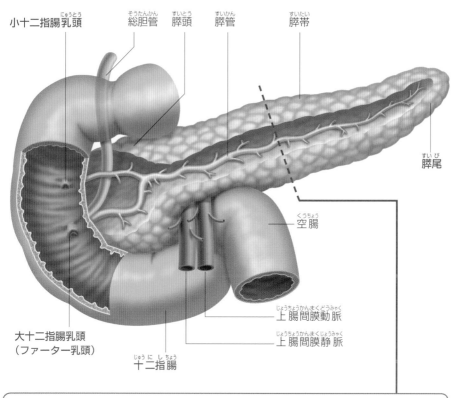

小十二指腸乳頭

総胆管（そうたんかん）

膵頭（すいとう）

膵管（すいかん）

膵帯（すいたい）

膵尾（すいび）

空腸（くうちょう）

上腸間膜動脈（じょうちょうかんまくどうみゃく）

上腸間膜静脈（じょうちょうかんまくじょうみゃく）

大十二指腸乳頭
（ファーター乳頭）

十二指腸（じゅうにしちょう）

内分泌系

ランゲルハンス島

膵臓の内分泌細胞群を膵島（ランゲルハンス島）という。膵臓全体では、およそ100万個ある。

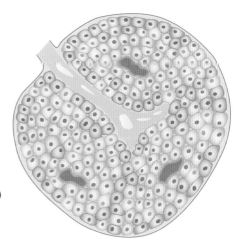

A（α）細胞（グルカゴン分泌）
細胞の約15%を占める

B（β）細胞（インスリン分泌）
細胞の約75%を占める

D（δ）細胞（ソマトスタチン分泌）
細胞の約10%を占める

切る解剖・切らない解剖

「解剖」と聞くと、どうしても体にメスを入れることを想像してしまいます。もちろん、今でもそれは基本中の基本。医学教育（医学部医学科と歯学部歯学科）において人体解剖は必須です。そもそも、自分の目で体の中身を見たことがない人に手術ができるわけがありませんし、危なくて任せられるわけがありません。

医学教育の解剖で用いられるのは、本人の遺志に基づいて提供された死体です（善意の登録を受け付けている団体があります）。ただ、高齢だったり、病死や事故死だったりと"偏り"が生じるのは否めません。若くて全身パーフェクトな人体を解剖することなど、まず不可能でしょう。当然と言えば当然ですが、生体が扱えないことは、医学教育の観点からは、不完全さを内包しているとも言えます。

しかし現在では、さまざまな画像資料が、不十分な部分を補っています。レントゲン写真はもちろん、CT による断層写真、超音波エコー、MRI などが、生きているヒトの体内をありありと映し出し、実践的な解剖学教育に貢献しています。映像の 3D 化も実現しました。「切らない解剖」も夢物語ではないかもしれません。

ところで、医学部の解剖用死体について「地下のプールにホルマリン漬けされている」という"都市伝説"が流布したことがあります。これは全くのデタラメですが、一説には大江健三郎のデビュー作『死者の奢り』（文藝春秋刊）での描写が火元だと言われています。

索引

231

【参考文献】 （五十音順）

『イラストでまなぶ解剖学』〈第2版〉 松村讓兒著（医学書院）

『カラー図解 人体解剖の基本がわかる事典』 竹内修二監修（西東社）

『消っして忘れない解剖学要点整理ノート』 井上馨・松村讓兒編集（羊土社）

『人体解剖ビジュアル ～からだの仕組みと病気～』 松村讓兒著（医学芸術社）

『ぜんぶわかる人体解剖図─系統別・部位別にわかりやすくビジュアル解説』 坂井建雄・橋本尚詞著（成美堂出版）

『ブリタニカ国際大百科事典』（TBSブリタニカ）

『みるみる解剖生理』〈第3版〉 松村讓兒編著（医学評論社）

【監修者紹介】

松村譲兒 （まつむら じょうじ）

1953 年生まれ。1984 年北海道大学大学院医学研究科修了。医学博士。杏林
大学医学部教授。肉眼解剖学、組織学専門。日本解剖学会、日本医史学会所属。
白菊会連合会会長、篤志献体協会理事を務める。近著に『臨床につながる
解剖学イラストレイテッド』（羊土社）、『みるみる解剖生理 人体の構造と機
能』（医学評論社）など、著書多数。

編 集	有限会社ヴュー企画
カバーデザイン	伊勢太郎（アイセックデザイン）
本文デザイン・DTP	佐野裕美子　中尾剛
執筆協力	清水一哉　鈴木泰子
イラスト	今崎和広　池田聡男　青木宣人　小佐野咲

運動・からだ図解　新版 解剖学の基本

2020 年 2 月 28 日　初版第 1 刷発行
2023 年 6 月 30 日　初版第 4 刷発行

監　修	松村譲兒
発行者	角竹輝紀
発行所	株式会社マイナビ出版
	〒 101-0003
	東京都千代田区一ツ橋 2-6-3 一ツ橋ビル 2F
	電話　0480-38-6872（注文専用ダイヤル）
	03-3556-2731（販売）
	03-3556-2735（編集）
	URL　https://book.mynavi.jp/

印刷・製本　シナノ印刷株式会社

※定価はカバーに表示してあります。
※落丁本、乱丁本についてのお問い合わせは、TEL0480-38-6872（注文専用ダイヤル）、
　電子メール sas@mynavi.jp までお願いします。
※本書について質問等がございましたら、往復はがきまたは返信切手、返信用封筒を同封のうえ、
　㈱マイナビ出版事業本部編集第 2 部書籍編集 1 課までお送りください。
　お電話での質問は受け付けておりません。
※本書を無断で複写・複製（コピー）することは著作権法上の例外を除いて禁じられています。

ISBN978-4-8399-7225-7
©2020 George Matsumura
©2020 Mynavi Corporation
Printed in Japan